ANNA FERGUSON

SUPER KRAFT VAGUS NERV

ANNA FERGUSON

SUPERKRAFT VAGUSNERV

So bringst du Körper, Geist und Seele wieder ins Gleichgewicht

Das Praxisprogramm zur unmittelbaren Aktivierung deiner Selbstheilungskräfte

Übersetzung aus dem Englischen von Sabine Zürn

INTEGRAL

Die Originalausgabe erschien 2023 unter dem Titel
»THE VAGUS NERVE RESET« bei Vermilion,
einem Imprint von Ebury Publishing, gehört zu Penguin Random House.

Die in diesem Buch vorgestellten Informationen und Empfehlungen sind nach bestem Wissen und Gewissen geprüft. Dennoch übernehmen der Autor und der Verlag keinerlei Haftung für Schäden irgendwelcher Art, die sich direkt oder indirekt aus dem Gebrauch der hier beschriebenen Anwendungen ergeben. Bitte nehmen Sie im Zweifelsfall beziehungsweise bei ernsthaften Beschwerden immer professionelle Diagnose und Therapie durch ärztliche oder naturheilkundliche Hilfe in Anspruch.

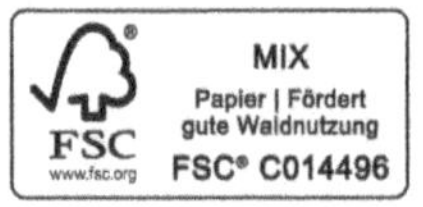

Penguin Random House Verlagsgruppe FSC® N001967

Erste Auflage 2024

Redaktion: Beate Schlachter
Umschlaggestaltung: Guter Punkt GmbH & Co. KG
Unter Verwendung eines Motivs von © MaryliaDesign/iStock/Getty Images Plus
Satz: satz-bau Leingärtner, Nabburg
Druck und Bindung: GGP Media GmbH, Pößneck
ISBN: 978-3-7787-9331-2

www.Integral-Lotos-Ansata.de

Für Damian, meinen Anam Cara,
Beschützer meines Herzens und meiner Seele

INHALT

VORWORT

MEINE GESCHICHTE: EINE ACHTERBAHNFAHRT DER GEFÜHLE

Als ich zehn Jahre alt war, hatte ich einen Achterbahnunfall, der mein Leben veränderte. Ich war kaum groß genug, um die geforderte Mindestgröße zu erreichen, und freute mich wie verrückt auf meine erste Achterbahnfahrt. Bisher hatte ich immer nur zuschauen dürfen, wie meine beiden älteren Schwestern den Nervenkitzel dabei genossen. Aber heute war ich dran! Kaum hatte ich die Erlaubnis erhalten, kletterte ich ungeduldig vor meinen Schwestern und meinem Vater die Treppe hinauf.

Ich war von Natur aus abenteuerlustig, neugierig und nahm jede Herausforderung gerne an – und was gab es Abenteuerlicheres als eine aufregende Achterbahnfahrt? Als ich angeschnallt in meinem Sitz saß, überkam mich trotz aller Tapferkeit, die ich nach außen zur Schau stellte, eine schreckliche Angst. Diese Angst fühlte sich ganz anders an als sonst, und die Tatsache, dass ich an meiner Situation nichts ändern konnte, verstärkte sie noch. Zum Glück saß meine ältere Schwester hinter mir. Durch ihre Nähe fühlte ich mich etwas sicherer und ruhiger.

Die Fahrt begann langsam, und wir hörten das gleichmäßige

Geräusch des Fahrwerks auf den Schienen. Als wir in die erste Kurve einfuhren, wurde der Wagen immer schneller. Ich kniff die Augen zusammen und wiederholte in Gedanken: »Das macht Spaß!« – obwohl mir tief in meinem Inneren ganz anders zumute war.

Nach der ersten Kurve öffnete ich vorsichtig die Augen und drehte mich um, um einen Blick auf meinen Vater und meine andere Schwester im Wagen hinter uns zu werfen. Da schoss unser Wagen ruckartig in die nächste Kurve und die Rampe hinunter. Als ich wieder nach vorne schaute, sah ich, dass der Wagen vor uns angehalten hatte. Wir wurden aber kein bisschen langsamer, sondern immer noch schneller. Und dann krachten wir voll auf den stehenden Wagen. Durch den Aufprall wurde ich heftig nach vorne geschleudert, und der Sicherheitsgurt presste sich schmerzhaft gegen meinen Brustkorb.

Unser Wagen stieß einige Sekunden mit hoher Geschwindigkeit zurück (zwischen unserem Wagen und dem von Dad bestand eine große Lücke). Raste dann wieder nach vorne. All das geschah so schnell, dass ich dachte, es gehöre dazu und sei Teil der Fahrt. Es war, als wären wir auf einmal in einer verrückten Autoscooterfahrt, und unser Wagen hätte Anlauf genommen, den Wagen vor uns wegzuschieben. Wir rammten ihn ein zweites Mal und kamen nun endlich zum Stehen.

Beim zweiten Aufprall schien die Zeit stillzustehen, als würde ich träumen. In diesem Traum war ich in Sicherheit, und alles war gut. Ich hörte leise Schmerzensschreie, aber sie kamen von weit her. Wenn ich ganz ruhig blieb, konnte mich dieses unheimliche Etwas, das so laut schrie, hoffentlich nicht berühren.

»Geht es dir gut?« Das war die Stimme von Dad, der aus dem Wagen hinter uns geklettert und auf den Achterbahnschienen zu uns heruntergestiegen war. Sobald ich sein Gesicht sah, zerplatzte die Blase, in der ich mich befand. Die gedämpften, weit entfernten Geräusche aus meinem Traum dröhnten plötzlich in meinen Ohren, und ich merkte mit Entsetzen, dass ich kaum noch Luft bekam.

Panik erfasste mich. Jede Faser meines Körpers schrie: Raus hier! Verzweifelt versuchte ich, mich zu befreien, aber der Sicherheitsgurt lag so eng um meine Brust, dass ich mich nicht rühren konnte. Ich saß fest.

In den nächsten Stunden versank ich immer wieder in diesen traumähnlichen Zustand. Jedes Mal, wenn ich wieder zu mir kam, herrschte um uns herum hektische Betriebsamkeit. Hubschrauber kreisten über mir, Gerüste wurden aufgestellt, Sanitäter tauchten auf, setzten mir eine Sauerstoffmaske auf und verschwanden wieder. Irgendwann wurden meine Schwester und ich aus dem Wagen gezogen, auf Tragen geschnallt und nach unten gebracht.

Einige Tage später erklärte man mir, dass der Wagen vor uns wegen eines technischen Defekts stehen geblieben war. Viele Menschen wurden ins Krankenhaus eingeliefert, aber noch am selben Tag wieder entlassen.

Meine Schwester und ich trugen schwerste Verletzungen davon. Es sollte einen Monat dauern, bis ich wieder nach Hause durfte. Ich hatte vor allem innere Verletzungen, unter anderem einen Milzriss und eine ausgekugelte Schulter. Aber das Schlimmste war, dass mein Herz Schaden genommen hatte. Durch den Aufprall hatte ich eine Prellung des Herzmuskels erlitten (Myokardkontusion). Anfangs bestand die größte Sorge darin, dass ich einen Herzinfarkt erleiden könnte. Zum Glück ist das nicht passiert, aber ich hatte und habe Herzrhythmusstörungen mit beschleunigtem Herzschlag.

Als ich von der Notaufnahme auf die Station verlegt wurde, brachte mir meine Familie eine Tasche mit Kleidung und meinem liebsten und wichtigsten Seelentröster – meine rote Teletubby-Puppe Po. Jede Nacht lag sie neben mir im Bett. Während meines einmonatigen Krankenhausaufenthaltes wurde ich jeden Tag untersucht. Außerdem operierte man mich, um festzustellen, ob eine meiner Koronararterien verstopft war. Po begleitete mich in den OP, aber danach tauchte sie nie wieder auf: Niemand konnte sie finden. Das war absolut niederschmetternd für mich und beschäftigte mich noch lange nach meiner Entlassung aus dem Krankenhaus.

Die Tage im Krankenhaus waren endlos: Für ein zehnjähriges Kind ist ein Monat wie eine Ewigkeit. Als ich endlich nach Hause durfte, war ich allerdings auch nicht sehr glücklich, weil ich ein Langzeit-EKG tragen musste. Ich fühlte mich schrecklich unsicher, wenn ich es unter meiner Schulkleidung trug. Es war gar nicht so einfach, die Elektroden zu verstecken. Außerdem musste ich in den nächsten acht Jahren regelmäßig zu Untersuchungen ins Krankenhaus.

Wenn ich heute an den Unfall zurückdenke, habe ich unglaublich lebhafte, gleichzeitig aber auch unglaublich verschwommene Erinnerungen daran. Ich kann einzelne Momente bildlich vor mir sehen, aber dann ist es wieder so, als wären einzelne Zeitabschnitte ausgelöscht worden, sodass am Ende ein unzusammenhängendes, verwirrendes Durcheinander entstanden ist.

Dieses Gefühl der Verwirrung, der Lückenhaftigkeit und fehlenden Bewältigung war definitiv das, was mir am meisten Angst machte, vor allem im Alter von zehn Jahren. Dieser Zustand machte mir so zu schaffen, dass ich ständig mit dem massiven Gefühl zu kämpfen hatte, alles sei sinnlos und jegliche Kontrolle über mich selbst und die Welt um mich herum zersplittert. Sobald diese Gefühle auftauchten, setzten sie sich ungehindert in mir fest.

Doch mein Verstand wehrte sich dagegen und tat so, als sei alles in bester Ordnung, als sei das Erlebte spurlos an mir vorübergegangen und ich bräuchte keine »Sonderbehandlung«. In mir tobte ein ständiger Kampf: Körper gegen Verstand.

Mit der Zeit breitete sich in mir ein Gefühl der Betäubung aus, das den körperlichen, emotionalen und psychischen Schmerz des Erlebten in den Hintergrund drängte und eine Art eisernen Panzer schuf, der mich sowohl vor mir selbst als auch vor den besorgten Fragen und dem Mitgefühl meiner Mitmenschen schützte. Diese Schutzhülle war die meiste Zeit undurchdringlich; nur im Schlaf konnte ich sie nicht aufrechterhalten. Immer wieder wachte ich auf und rang nach Luft, begleitet von dem erdrückenden Gefühl, eingesperrt zu sein. Ich wollte raus und weg, um all dem zu entkommen.

Ich fühlte mich immer hilfloser und unglücklicher. Ich dachte, ich sei stark, warum fühlte ich dann ständig diesen Schmerz oder hatte düstere Gedanken? So etwas traf doch meiner Meinung nach nur schwache Menschen. Die Liste meiner Frustrationen war endlos und umfasste die häufigen Krankenhausbesuche, das Tragen von medizinischen Instrumenten, die nicht in die Taschen meiner Schulhose passten, und die ständigen Fragen, wie es mir ging. Zuerst richtete sich meine Unzufriedenheit gegen mich selbst, aber bald gingen mir auch alle anderen auf die Nerven – warum machten sie so viel Aufhebens um mich? Warum behandelten sie mich nicht ganz normal?

Außerdem machten mir die Folgen meiner Verletzungen zu schaffen. Mein Herz war dauerhaft geschädigt, und es fiel mir schwer, mit dem erhöhten Energiebedarf zurechtzukommen. Schon beim Husten oder Niesen stieg mein Puls auf über 200 Schläge pro Minute (ein gesunder Puls für ein zehnjähriges Kind liegt zwischen 60 und 100). Ich war ständig müde, konnte keinen ganzen Schultag durchhalten, keinen Sport treiben und war nicht mehr das vor Energie sprühende Kind wie vor dem Unfall.

Bald hatte ich es satt, »das Kind mit dem Achterbahnunfall« zu sein, und fühlte mich gefangen in der Person, die ich geworden war. Ich wollte wieder so sein wie früher, wusste aber nicht, wo und wie beginnen. Seit jenem Tag im Frühling war ich nicht mehr energiegeladen, aufgeschlossen und abenteuerlustig, sondern erschöpft, mürrisch und überempfindlich.

Vor dem Unfall hatte ich mich mit dem Begriff »psychische Gesundheit« nie auseinandergesetzt und war auf die inneren Kämpfe, die ich durchmachte, nicht vorbereitet. Ich verstand nicht, warum ich so negative Gedanken hatte. Genauso wenig wusste ich, wie ich mit meinen Gefühlen umgehen sollte, geschweige denn, wie sie in Worte fassen. Ich hatte Angst vor mir selbst und vor meiner Umwelt. Mir blieb nichts anderes übrig, als die schützende Festung zu verstärken, die ich zur Abwehr um mich herum errichtet hatte. Ich fühlte mich sicherer, wenn ich meine wahren Gefühle und Emotionen verbergen konnte.

Statistisch gesehen liegt das Risiko, bei einem Achterbahnunfall verletzt zu werden, nur bei 1:24 Millionen. Umso schrecklicher ist es, dass es mich getroffen hat. Noch schockierender ist jedoch, wie viele Menschen heutzutage unter traumatischen Erfahrungen leiden. Laut einer aktuellen Umfrage haben unglaubliche 70 Prozent der Erwachsenen in den USA mindestens ein traumatisches Ereignis erlebt.

Jahrzehntelang wurde der Begriff »Trauma« mit Bildern von Krieg, Gewalt und schrecklichen Naturkatastrophen in Verbindung gebracht, die allesamt unglaublich traumatische Erlebnisse sein können und oft viele Menschen betreffen. Deshalb habe ich als Jugendliche und junge Erwachsene nie daran gedacht, ein Trauma erlebt zu haben. Ich war weder im Krieg, noch hatte ich Gewalt erlitten oder eine Naturkatastrophe erlebt – ein Achterbahnunfall war in meinen Augen nicht als Trauma »qualifiziert«. Erst mit Anfang zwanzig lernte ich eine erweiterte Definition des Begriffs Trauma kennen, und mir wurde bewusst, dass ich tatsächlich ein Trauma erlebt hatte.

Mehr als zehn Jahre nach meinem Unfall konnte ich allmählich die Zusammenhänge erkennen – mein Gefühl, völlig abgeschnitten zu sein, die hartnäckigen depressiven Gedankenmuster, die quälend langen schlaflosen Nächte und mein zerrissenes Selbstbild. Endlich ergab alles einen Sinn. Ich war begierig, mehr darüber zu erfahren und zu lernen, was zu meinem Bachelor in Angewandter Psychologie führte. Diesen nutzte ich als Sprungbrett für ein Graduierten-Diplom im Bereich Beratung. Aber das reichte mir noch nicht – ich hatte das Gefühl, nur eine Seite eines vielschichtigen Problems zu behandeln. So wurde ich zertifizierte klinische Angsttherapeutin, Gesundheits- und Ernährungsberaterin, Atemtherapeutin und Integrale Somatische Traumatherapeutin (»somatisch« leitet sich ab von griech. *soma*, »Körper«, und bezieht sich im Wesentlichen auf alles, was mit dem Körper zu tun hat, zu ihm gehört oder ihn betrifft).

Das Zusammenfügen der verschiedenen wissenschaftlich fundierten Methoden, Praktiken, Theorien und Techniken, mit denen ich mich vertraut gemacht hatte, war ein organischer Prozess, aus dem ein wirklich integrativer und ganzheitlicher neuer therapeutischer Ansatz zur Behandlung von Angst, Stress und Trauma hervorging. Ich nutzte dieses neu entdeckte Wissen, um mich selbst immer besser zu verstehen, um mit der Zeit in meinen Körper zurückzufinden und meine psychische Gesundheit wiederzuerlangen. Gleichzeitig konnte ich unermüdlich mein Wissen erweitern, das ich nun mit Freude weitergeben möchte.

EINLEITUNG

Willkommen beim Vagus-Reset-Programm. Was auch immer dich hierhergeführt hat, ich hoffe, die folgenden Informationen helfen dir, dein Selbstgefühl, dein Wohlbefinden und deine Lebensfreude wiederzufinden. Ich weiß, wie belastend es sein kann, wenn dich vergangene Ereignisse, Angst und Stress überrollen – dieses beklemmende Gefühl, das alles in Frage stellt; die zermürbende Unfähigkeit, dich zu entspannen; die ständige Flut von Gedanken und Sorgen; die Erschöpfung, die nach fast jeder Begegnung mit anderen wie eine dunkle Wolke über dir hängt; das Gefühl, von bestimmten Geräuschen, Gerüchen, Geschmäckern und Empfindungen erdrückt zu werden; die Verwirrung, weil du deine Gefühle nicht in Worte fassen kannst; die Distanz zu deinen Mitmenschen und deiner Umwelt, als wäre etwas in dir verloren gegangen – ich kenne das alles, weil ich es genau so erlebt habe.

Aber ganz ehrlich: Du hast die Kraft und die Fähigkeit, all das zu überwinden und zu heilen.

Mit diesem Buch hast du den ersten Schritt auf deiner Heilungsreise getan, denn damit hast du den Weg der somatischen, also körperbezogenen Therapien eingeschlagen, hast dich entschieden, dein Nervensystem zu verstehen und zu lernen, wie der Vagusnerv deine Energie, deine Stimmung und deine körperliche und emotionale Gesundheit jeden Tag beeinflusst.

HEILUNG UND GENESUNG SIND MÖGLICH

Frühere Erfahrungen sind in deinem Körper, in deinem Organismus und in deinem Nervensystem gespeichert, das wir in Kapitel 1 näher betrachten werden. Deine Vergangenheit beeinflusst alle deine gegenwärtigen *und zukünftigen* Erfahrungen. Aber du hast die Macht, den Schlüssel zu finden, um wirklich zu heilen und zu dir selbst zu finden. Dabei wirst du dich von Angst, Hirnnebel und dem Hochstapler-Syndrom befreien, ebenso von körperlichen Beschwerden wie Entzündungen und Darmproblemen – alles Anzeichen dafür, dass dein Nervensystem aus dem Gleichgewicht geraten ist.

Dein Körper hat die angeborene Fähigkeit, Themen zu verarbeiten, sie loszulassen und so zu einem Zustand von Sicherheit und Verbundenheit zurückzufinden. Seit jeher konzentrieren wir uns in erster Linie auf den Verstand – der Verstand steht für das, was unser ureigenes Menschsein ausmacht. Wir Menschen sind einzigartig, weil wir denken können, nicht wahr? Aber was wäre, wenn ich dir sagen würde, dass diese »Intelligenz« genau andersherum funktioniert? Dass wir uns erst nach innen wenden und auf unseren Körper hören müssen, um Probleme, die durch unsere Kopflastigkeit überhaupt erst entstehen, wirklich verarbeiten zu können. Wir müssen lernen, uns mit unserer inneren Weisheit zu verbinden. Indem wir versuchen, unsere Erfahrungen zu »verstehen«, lassen wir sie unser Verhalten prägen und erzeugen so eine Menge Schmerz und Angst. Stattdessen sollten wir sie vollständig verarbeiten. Was wäre, wenn wir unsere stärksten Selbstheilungskräfte aktivieren könnten, indem wir lernen, das immense Potenzial des Vagusnervs zu nutzen? Wir wären in der Lage, unsere Stressoren und Traumata bewusst und gezielt zu verarbeiten, loszulassen und zu heilen. Wie das geht, zeige ich dir in diesem Buch.

Als Somatische Therapeutin habe ich mit Tausenden von Patient*innen aus der ganzen Welt gearbeitet, die unter chronischen Ängsten, Depressionen und Traumata litten. Während meiner Selbstfindungsphase habe ich erkannt, dass Wohlbefinden auf ganz unterschiedliche Weise zu erreichen ist. Meine eigenen schmerzhaften, traumatischen Erfahrungen haben mich jedoch dazu motiviert, eine ganz neue Seinsweise zu finden – eine Seinsweise, die zwar absolut verletzlich, aber auch authentisch und tragfähig ist. Ich habe es mir zur Aufgabe gemacht, andere dabei zu unterstützen, ihre eigene Wahrheit und ihr Selbstgefühl zu entdecken. Ich habe aus erster Hand erfahren, dass Methoden und Techniken, wie ich sie in diesem Buch beschreibe, dir helfen können, zu heilen, zu wachsen und sogar aufzublühen. Ich hatte die Ehre, vielen Menschen Raum geben zu dürfen und zu sehen, wie sie sich entfalteten und von ihren früheren schmerzhaften Erfahrungen befreiten, ebenso wie von ihren gefühlt stets und ständig auftretenden Symptomen.

Wie habe ich die Fähigkeiten und das Wissen erworben, um so vielen Menschen helfen zu können? Alles begann mit meinen eigenen Erfahrungen.

ÜBER MICH

Als ich zehn Jahre alt war, hatte ich einen Unfall, der mein Leben veränderte – und mein Nervensystem. Von einem aufgeschlossenen, abenteuerlustigen und energiegeladenen Kind entwickelte ich mich zu einem Wesen, das sich nicht mehr zugehörig fühlte und mit seinem Körper und Geist ständig auf Kriegsfuß stand.

Das führte zu einer chaotischen Phase in meiner Jugend, in der ich erschöpft und unzufrieden mit mir selbst und meiner psychischen Verfassung war, weil ich kein Verständnis fand, keine Orientierung und keine Hilfsmittel zur Verfügung hatte. Nach einer wechselvollen Genesungsphase, in deren Verlauf ich mir meine eigenen somatischen Heilmethoden entwickelte, fing ich an, über meinen Körper die Probleme zu heilen, deren Ursache ich in meinem Geist vermutete. Als zertifizierte Somatic-Healing-Therapeutin wende ich bei meinen Patient*innen das unglaublich wirksame Heilungsprogramm an, das du in diesem Buch findest.

Der Moment, der mein Leben veränderte, war auch der Moment, in dem ich lernte, mich bewusst meinem körperlichen Erleben zuzuwenden und es wahrzunehmen. Erst als ich in meinem Körper eine Ressource und ein Werkzeug zur Verarbeitung meiner Emotionen sehen konnte – indem ich sie wahrnahm und mir die Zeit und den Raum gab, sie von selbst hochkommen zu lassen, anstatt sie zu unterdrücken oder ihnen auszuweichen –, konnte ich meinen Schmerz zulassen, ihn wertschätzen und meine Heilungsreise beginnen. Das kannst du jetzt auch.

ÜBER DAS BUCH

Wir erforschen, wie unser Nervensystem funktioniert und wie wir es stärken können, um so unsere Gesundheit, unsere Stimmung und unser Verhalten positiv zu beeinflussen. Wir erfahren, wie die Reaktionen des Nervensystems unsere Vorstellungen beeinflussen, und lernen Strategien kennen, wie wir diese Reaktionen neu definieren können, um sie ins Gleichgewicht zu bringen und eine neue, harmonische Realität zu schaffen.

Im ersten Teil betrachten wir das Nervensystem als Ganzes, um zu verstehen, wie stark es die einzelnen Körpersysteme beeinflusst und unsere mentale Landschaft formt, ohne dass wir uns dessen bewusst sind. Du lernst die Polyvagal-Theorie kennen, die beschreibt, wie das Nervensystem unser subjektives Sicherheitsgefühl und damit unsere Reaktionen auf Erlebtes reguliert. Natürlich lernst du auch den Hauptakteur der Show kennen, den Vagusnerv, und erfährst im Detail, was genau dieses beeindruckende Nervennetzwerk für Körper und Geist leistet, und wie großartig es ist, dass wir es bewusst entspannen können, sobald wir die Methoden dafür kennen. Du erfährst mehr über die Kraft der Somatischen Therapie – und was sie ist – und darüber, wie sehr das moderne Leben unsere Gesundheit und unser Wohlbefinden belastet. Damit hast du eine gute Grundlage an Verständnis und Vertrauen, um das heilende Vagus-Reset-Programm im zweiten Teil des Buches zu durchlaufen.

Das Reset-Programm erklärt dir genau, *wie* du auf deine Körpersysteme Einfluss nehmen und sie stärken kannst. Du lernst die Kraft des Atems, der Berührung, der Bewegung und des Vorhabens kennen und erfährst, wie du diese wichtigen Elemente in dein Leben integrieren kannst. Mit dem Reset-Programm kannst du diese Werkzeuge täglich anwenden, um dein Leben wieder ins Gleichgewicht zu bringen.

MEINE EINLADUNG AN DICH

Dieses Buch bietet dir die Möglichkeit, deinen Platz in dieser Welt wieder einzunehmen, dir Gehör zu verschaffen und die Kontrolle über deinen Körper, deine Gedanken, deine Entscheidungen und deine Lebensweise zurückzugewinnen.

Die Auswirkungen von Trauma, Stress und Angst können dir all das rauben. Vielleicht fühlst du dich in deinem eigenen Körper nicht mehr zu Hause. Deine Entscheidungen fühlen sich nicht nach freier Wahl an, sondern nach Zwängen, die dich in Angst und Sorge versetzen.

Nach einem einschneidenden Ereignis, einer traumatischen Erfahrung, bei anhaltendem Stress oder Angst wünschen wir uns oft unser »altes« Leben zurück. Wir möchten wieder die Person sein, an die wir uns erinnern.

Leider ist das nicht möglich, denn deine Erfahrungen haben dich verändert, und du bist ein anderer Mensch geworden. Vielleicht denkst du, dass du dich zum Schlechteren verändert hast, aber ich möchte dich einladen, daran zu denken, dass Veränderungen, warum und wie auch immer sie geschehen sind, ein unvermeidlicher Teil des Lebens sind.

Jede einzelne Zelle deines Körpers lebt und verändert sich, während du dies liest. Die Zellen in deinem Blut haben eine Lebensdauer zwischen drei und 120 Tagen, während die Zellen in deinem Darm nur etwa eine Woche lang leben. Jeden Tag erneuern sich 330 Milliarden Zellen in deinem Körper – das ist etwa ein Prozent deiner Körperzellen.

Du siehst und spürst die ständige Zellerneuerung nicht, aber ohne sie wärst du nicht mehr am Leben. Der Mensch, nach dem du dich sehnst, existiert physiologisch nicht mehr. Wie kannst du also zu dir selbst zurückfinden?

Der Prozess des Zurückeroberns ist eng verbunden mit einer Reise der Wiederentdeckung, einer Reise, auf der du die Vorstellung deines früheren Selbst loslässt und dir selbst immer wieder neu begegnest. Es ist ein Prozess der Trauer um die Person, die du einmal warst, an dessen Ende du die Person begrüßt, die du wirklich bist.

Es ist ein Prozess, in dem du dich wieder mit den Anteilen verbindest, die du lange abgeschrieben oder versteckt hast, um dich selbst anzunehmen und dir selbst Mitgefühl zu schenken.

WISSEN IST MACHT

Du wirst in diesem Buch viel Neues erfahren, und vielleicht findest du die Informationen über das Nervensystem etwas zu kompliziert. Lies die entsprechenden Passagen einfach noch einmal und mach dich mit der Sprache vertraut, dann wird dir das Verstehen leichter fallen.

Du musst dir nicht alles merken, aber du musst dieses Wissen nutzen, damit es seine Macht entfalten kann. Ja, Wissen ist Macht – es versetzt dich in die Lage, fundierte Entscheidungen zu treffen, du kannst dich selbst, andere und Situationen besser einschätzen und nicht zuletzt hilft es dir, viele deiner Ziele zu verfolgen. Aber dieses Wissen – und das gilt für alles, was du lernst – ist nur dann wirklich mächtig, wenn ihm auch Taten folgen.

Tauch voll und ganz in das Reset-Programm ein und wende die praktischen Übungen regelmäßig an, um eine stärkere Verbindung zu deinem Körper zu entwickeln und neue Wege zu entdecken, die dir helfen, dich von Trauma, Angst und Stress zu heilen. Dadurch wird deine angeborene Kraft, dich sicher, geborgen und in Frieden mit dir selbst zu fühlen, wieder zum Leben erweckt.

Dieses Buch soll dir helfen, die vielen Herausforderungen des Alltags besser zu meistern. Ich würde mich freuen, wenn es dich auf deinem Weg begleitet. Mach dir Notizen am Rand, markiere, was dich anspricht, und nimm es überall mit hin, um dich jeden Tag daran zu erinnern, dich selbst in den Mittelpunkt zu stellen. Betrachte dieses Buch als Schlüssel zu einem neuen Verständnis und einer neuen Wertschätzung deines Körpers und seiner unglaublichen Heilkräfte.

Das Wissen um die Vorgänge in deinem Nervensystem ist eine wichtige Grundlage für deinen Heilungsweg und den Abbau von Stress, Angst und Trauma. Vor allem aber kommt es darauf an, wie du dieses Wissen umsetzt, um dein Leben nachhaltig zu verändern.

Das Programm soll dir zwar einen Neuanfang ermöglichen, aber es gibt keinen festen Zeitplan dafür. Betrachte es als den Beginn einer lebenslangen und dauerhaften Verpflichtung, auf deinen Körper zu hören, ihn zu verstehen und neue Verbindungen zu schaffen, wo sie noch nicht vorhanden sind. Es gibt keinen Grund zur Eile. Lass dir Zeit, um all die neuen Ideen und Informationen zu verstehen und zu verarbeiten.

Nimm dir vor, das Buch im Sinne des Reset-Programms regelmäßig zu lesen, damit du die Veränderungen in deinem Bewusstsein und in deinen Erfahrungen wahrnimmst und alles, was du lernst, gezielt in die Praxis umsetzen kannst. Auf diese Weise wirst du den größtmöglichen Nutzen aus diesem Buch ziehen und seine Lehren im täglichen Leben anwenden können.

Ich hoffe, dass du, so wie ich, auf deiner Entdeckungsreise Freiheit und Heilung findest. Ich möchte dich auf diesem Weg begleiten und für dich da sein, während wir erforschen, was es bedeutet, ein Mensch zu sein, und wie wir uns gemeinsam von Trauma, Angst und Stress heilen können.

TEIL 1

DEIN NERVENSYSTEM

1
DIE POLYVAGAL-THEORIE: DAS NEUE NERVENSYSTEM

Wenn ich mit meinem heutigen Wissen über das Nervensystem in die Vergangenheit reisen und mit mir selbst als Zehnjähriger sprechen könnte, würde ich mir selbst erklären, dass sich mein Nervensystem nach dem Unfall in einer akuten Notsituation befand.

Ich würde der kleinen Anna sagen, dass das Nervensystem dazu da ist, sich an die jeweilige Umgebung anzupassen, und wenn ihm das nicht gelingt, schaltet es in den Überlebensmodus und fährt einfach herunter. Ich würde ihr erklären, dass dies bei mir damals jeden Tag der Fall war, während mein Körper versuchte, mit dem Schmerz und dem Schock des Erlebten und den Verletzungen fertig zu werden.

Trotz der besten Absichten all der Menschen, die sich um mich gekümmert haben, blieb das Trauma, das sich auf mein Nervensystem auswirkte, zwischen all den Diagnosen und meinen Verletzungen unbemerkt. Meine körperlichen Verletzungen heilten irgendwann, aber das Trauma blieb – und so fühlte ich mich jahrelang fremd in meinem eigenen Körper und Geist.

Glücklicherweise wissen wir heute, wie wichtig das Nervensystem für die Heilung, Regulierung und Erhaltung unserer Gesundheit und unseres Wohlbefindens ist, und es gibt inzwischen Mittel und Methoden, um es zu behandeln. Deshalb wollen wir uns jetzt unser Nervensystem etwas genauer ansehen.

WAS IST DAS NERVENSYSTEM?

Das Nervensystem ist ein Geflecht von Nerven, das aus vielen Nervenzellen, den Neuronen, besteht. In den Nerven werden elektrische Signale blitzschnell durch den ganzen Körper geleitet – es handelt sich sozusagen um die elektrischen Leitungen des Körpers.

Dieses Netzwerk leitet Signale zwischen den einzelnen Körperteilen und Organen sowie Gehirn und Rückenmark hin und her. Stell dir dein Nervensystem wie ein WLAN vor – du siehst es nicht, aber es ist aktiv und sorgt im Hintergrund dafür, dass du Nachrichten senden und empfangen kannst.

Wenn dein Nervensystem optimal funktioniert, werden elektrische Signale schnell und ohne Unterbrechung weitergeleitet, sodass alle Zustände und Prozesse in deinem Körper funktionieren: dein Herz schlägt, dein Stuhlgang ist regelmäßig und dein Immunsystem kann Infektionen abwehren. Dieses Kommunikationssystem braucht eine gute Verbindung, damit die Botschaften richtig gesendet und empfangen werden und ein Organ oder ein Körperteil die notwendigen Anpassungen oder Aktionen ausführen kann. Jede lebenswichtige Funktion des menschlichen Körpers wird vom Nervensystem gesteuert, von der Atmung bis zum Herzschlag. Ohne dein Nervensystem könntest du nicht leben.

Lass uns einen genaueren Blick darauf werfen, um wirklich zu verstehen, was in unserem Körper vor sich geht. Das Nervensystem besteht aus

1. **dem zentralen Nervensystem (ZNS):** Gehirn und Rückenmark,
2. **dem peripheren Nervensystem:** alle anderen Nerven außerhalb von Gehirn und Rückenmark.

Gehen wir noch einen Schritt weiter. Das periphere Nervensystem unterteilt sich in zwei Bereiche:

a. **Das somatische Nervensystem**, auch willkürliches Nervensystem: Das sind alle Nerven, die das Gehirn und das Rückenmark mit den Muskeln und den Sinnesrezeptoren in der Haut verbinden. Das somatische Nervensystem kontrolliert alle Vorgänge, die bewusst von dir gesteuert werden, zum Beispiel das Gehen.

b. **Das autonome oder vegetative Nervensystem**, auch unwillkürliches Nervensystem: der Teil des Nervensystems, der alle lebensnotwendigen Grundfunktionen des Körpers steuert, zum Beispiel Herzschlag, Blutdruck und Atmung. Diese Vorgänge kannst du nicht willentlich beeinflussen, sondern sie laufen automatisch ab.

Wenn ich in diesem Buch vom Nervensystem spreche, meine ich das autonome Nervensystem (ANS).

Das autonome Nervensystem – Rückgrat des Lebens

Das ANS ist zu einem großen Teil dafür verantwortlich, was du fühlst, sagst und denkst und sogar für dein Verhalten. Hinter all diesen Prozessen stecken unbewusste Muster: Sie sind Teil des ANS und äußern sich in automatischen Reaktionen, die du aus deinem Alltag kennst. Das ANS steuert alle unwillkürlich ablaufenden Funktionen, wie zum Beispiel die Anpassung der Herzfrequenz, das Magen-Darm-System, die Atemfrequenz, die sexuelle Erregung, die Urinausscheidung und die Erweiterung und Verengung der Pupillen. All diese Körpervorgänge sind notwendig für dein Überleben und deine Gesundheit und laufen ab, ohne dass du groß darüber nachdenken musst.

Das ANS wird durch integrierte Reflexe gesteuert, die von Stammhirn, Rückenmark und von den Organen ausgehen. Es ist verantwortlich für Reflexhandlungen wie Husten, Schlucken, Erbrechen und Niesen – allesamt lebenswichtige Funktionen des menschlichen Körpers.

Das ANS hat die anspruchsvolle Aufgabe, die Homöostase aufrechtzuerhalten. Dieser sehr wissenschaftlich klingende Begriff beschreibt, wie Körper und Gehirn die verschiedenen Systeme in uns ausbalancieren, um unser Überleben und ein reibungsloses Funktionieren zu gewährleisten. Das ANS spielt eine wichtige Rolle bei der Anpassung unseres Organismus an verschiedene Umgebungen und Situationen. Dazu reguliert es unsere inneren Zustände, unser Verhalten und unsere Bewegungen. Wenn das ANS beispielsweise feststellt, dass dir zu heiß ist, löst es eine Reihe physiologischer Veränderungen aus, wie zum Beispiel die Erweiterung der Blutgefäße, eine erhöhte Atemfrequenz – meistens durch Öffnen des Mundes –

und Schwitzen. Dies geht oft mit einer Verhaltensänderung einher, indem du zum Beispiel aus der Sonne gehst, dein Gesicht mit kaltem Wasser abkühlst oder etwas trinkst. Das ANS hat ganz schön viel zu tun, stimmt's?

Aber wie so vieles im Leben nehmen wir es als selbstverständlich hin, weil es im Hintergrund unseres Lebens funktioniert. Wir müssen ja auch nicht darüber nachdenken, dass wir atmen und dass unser Herz schlägt. Deshalb achten die meisten Menschen gar nicht auf dieses komplexe System in uns.

Aufgrund der vielfältigen Auswirkungen dieses Systems ist es jedoch wichtig, zu verstehen, was das ANS bewirkt und wie es andere Aspekte unserer Gesundheit beeinflusst, einschließlich unserer kognitiven und emotionalen Erfahrungen im Umgang mit uns selbst und unserer Umwelt. Bevor wir uns näher damit beschäftigen, werfen wir einen Blick auf die Superautobahn des Körpers und damit auf das eigentliche Thema dieses Buches – den Vagusnerv.

DER VAGUSNERV

Stell dir deinen Vagusnerv wie eine Autobahn vor, auf der Informationen vom Gehirn zu den inneren Organen und zurückgeleitet werden, um die Körperfunktionen im Ruhezustand sowie die Verdauung zu steuern. Der Vagusnerv besteht aus unzähligen winzigen Fasern, die außerhalb unseres bewussten Wahrnehmungsbereichs arbeiten. Er ist der zehnte Hirnnerv und sehr wichtig für dein Wohlbefinden.

Das Wort »Vagus« ist von dem lateinischen Verb *vagor* abgeleitet, das »wandern« bedeutet und diesen Nerv treffend beschreibt.

Der Vagusnerv beginnt im Gehirn und verzweigt sich von dort in verschiedene Richtungen vom Hals bis zum Bauch. Obwohl wir üblicherweise von *einem* Vagusnerv sprechen, hast du tatsächlich zwei Vagusnerven – sie entspringen im Stammhirn und verlaufen auf der linken und rechten Seite deines Körpers. Außerdem hat der Vagusnerv einen vorderen ventralen und einen hinteren dorsalen Teil:

1. **Der vordere ventrale Vagus** ist verantwortlich für soziale Aktivierung (*social engagement*), Bindung und das Gefühl von Sicherheit. Dies ist zum Beispiel der Fall, wenn du Zeit mit Menschen verbringst, die du magst und in deren Gegenwart du dich entspannt und sicher fühlst.
2. **Der hintere dorsale Vagus** steht im Zusammenhang mit Erstarrung, Unbeweglichkeit, Rückzug und Abgrenzung. Dies kann sich zum Beispiel in einem Gefühl der emotionalen Loslösung von dir selbst oder von deiner Umgebung äußern, ähnlich einer Schildkröte, die sich zum Schutz in ihren Panzer zurückzieht.

Die ventralen und dorsalen Zweige des Vagusnervs erfüllen eine sehr wichtige Funktion, die unser Überleben sichert. Dieser neuronale Prozess wird als Neurozeption bezeichnet. Dabei nehmen wir unbewusst Hinweise auf Gefahr oder Sicherheit in unserer Umgebung wahr. Unser Gehirn scannt Situationen und Personen und entscheidet, ob sie für uns sicher oder gefährlich sind, lange bevor wir uns seiner Entscheidungen bewusst werden.

Im Zuge der Neurozeption können die ventralen und/oder die dorsalen Teile des Vagusnervs aktiviert werden. Der ventrale vordere Vagus wird aktiviert, wenn wir unsere Umgebung und alles, was sich darin befindet, als sicher wahrnehmen. Der dorsale hintere Vagus wird aktiviert, wenn wir eine mögliche Gefahr oder Bedrohung wahrnehmen. Es ist auch möglich, dass beide Teile gleichzeitig aktiviert werden, wenn du Umweltreize auf Sicherheit oder Gefahr hin überprüfst.

Dein Vagusnerv ist wie ein Zwei-Wege-Funkgerät, das Informationen zwischen deinem Gehirn – einschließlich Großhirnrinde, Stammhirn und Hypothalamus – und deinem Körper austauscht. Aber nicht dein Gehirn führt den Großteil des Gesprächs, sondern dein Körper. Es lohnt sich, darüber nachzudenken: Unser Körper hat die außergewöhnliche Fähigkeit, Informationen wahrzunehmen und zu verarbeiten, was den meisten Menschen gar nicht bewusst ist. Die statistischen Werte sind beeindruckend: Der Körper übermittelt viermal mehr Informationen an das Gehirn als das Gehirn an den Körper. Mit anderen Worten: 80 Prozent der Informationen fließen vom Körper zum Gehirn, aber nur 20 Prozent vom Gehirn zum Körper!

Was passiert bei der ständigen Kommunikation zwischen Vagusnerv und Gehirn? Du kannst es dir wie eine beschleunigte Version dessen vorstellen, was beim Militär Lagebericht genannt wird, um die Kommandozentrale über das aktuelle Geschehen im Einsatzgebiet auf dem Laufenden zu halten. Dein Vagusnerv ist rund um die Uhr damit beschäftigt, dem Gehirn zu melden, was in deinem Körper und in deinen Organen vor sich geht. Denk an den Ton, den du hörst, wenn du eine Nachricht auf deinem Handy erhältst. Wenn du hören könntest, wie viele Nachrichten dein Vagusnerv ständig an dein Gehirn sendet, wäre das wie weißes Rauschen – einfach gigantisch!

Jetzt, wo du weißt, was für ein Kraftpaket dein Vagusnerv ist, wollen wir gemeinsam in groben Zügen die jüngeren Erkenntnisse über das ANS erforschen. Das wird jetzt vielleicht etwas wissenschaftlich, aber vergiss nicht: Du hast eine natürliche Begabung dafür, zu verstehen, was in deinem Gehirn und in deinem Körper vor sich geht. Lass uns gemeinsam lernen.

DIE POLYVAGAL-THEORIE

In der Vergangenheit ging man davon aus, dass das Nervensystem zwei Zustände hat: den parasymphatischen Zustand als Ruhezustand, der uns beruhigt und entspannt, und den sympathischen Zustand als Aktivierungszustand, der uns erregt oder aktiviert, wobei eine erhöhte Aktivierung zu weniger Ruhe und mehr Ruhe zu weniger Aktivierung führt.

Die Polyvagal-Theorie, entwickelt von Dr. Stephen Porges, Professor für Psychiatrie und Bioengineering an der Universität von North Carolina in Chapel Hill, fügt einen dritten Zustand hinzu: die soziale Aktivierung. Die bahnbrechende Polyvagal-Theorie beschreibt die Bedeutung des Nervensystems für unser Verhalten, unsere Emotionen und unsere allgemeine psychische Gesundheit. Sie erklärt, wie wichtig das ANS für unser psychisches Sicherheitsempfinden ist, während das Gefühl der sicheren Bindung die Basis unserer Beziehungen bildet.

Nach der Polyvagal-Theorie ermöglichen drei angeborene anpassungsfähige Reaktionen unser Überleben: eine für Sicherheit, eine für Gefahr und eine für extreme Bedrohung. Das ANS prüft ständig, ob unsere Umgebung sicher, gefährlich oder lebensbedrohlich ist. Je nach seiner Einschätzung aktiviert es einen der drei folgenden physiologischen Zustände:

1. **Mobilisierung:** Aktivierung des Sympathikus; Kampf-oder-Flucht-Reaktion
2. **Immobilisierung:** Aktivierung des dorsalen Vagus; Erstarrung, Kollaps oder Shutdown als Reaktion.
3. **Soziale Aktivierung (*social engagement*):** Aktivierung des parasympathischen ventralen Vagus, wenn du dich entspannt und sicher fühlst.

In Teil 2 gehen wir der Frage nach, wie du dich bewusst in diese Zustände versetzen und sie wieder verlassen kannst, indem du dein Nervensystem genau analysierst. Schauen wir uns nun die einzelnen Reaktionen genauer an:

Mobilisierung: Kampf-oder-Flucht-Reaktion bei Übererregung des ANS (Hyperarousal)

Die Mobilisierung ist eine Reaktion des sympathischen Nervensystems, um den Körper auf eine Aktion vorzubereiten. Es handelt sich um eine Ganzkörperreaktion, bei der eine Vielzahl von Organsystemen mobilisiert wird, um das Blut so umzuleiten, dass bei körperlicher Anstrengung mehr Sauerstoff in die Körperteile gelangt, die ihn am meisten benötigen. Die sogenannte Kampf-oder-Flucht-Reaktion bereitet den Körper darauf vor, eine Gefahr abzuwehren oder vor ihr zu fliehen. Die Mobilisierungsreaktion ist nützlich, weil wir sie zum Beispiel bei körperlicher Aktivität, bei Sport und Spiel oder beim Lachen brauchen. Wird die Mobilisierung jedoch ausgelöst, ohne dass eine wirkliche Gefahr besteht, ist die Reaktion eher hinderlich, zum Beispiel wenn wir im Stau stehen oder unser E-Mail-Postfach überquillt.

Ein dauerhaft erhöhter Aktivierungszustand des ANS wird als Übererregung (Hyperarousal) bezeichnet und kann zu folgenden Symptomen führen:

- Unruhe, Reizbarkeit, Frustration
- Rastlosigkeit, Zappeln, nicht still sitzen können
- vor etwas weglaufen wollen
- körperliche Aggression, Wut
- übermäßige Wachsamkeit (Hypervigilanz), ständige Suche nach Risiken oder möglichen Gefahren
- Konzentrationsstörungen
- unerwünschte oder unerträgliche Gedanken
- Angst, Unruhe oder Stress

Immobilisierung: Shutdown, dorsaler Vagus, Untererregung (Hypoarousal)

Immobilisierung ist evolutionär gesehen unsere älteste und ursprünglichste Überlebensreaktion. Aber auch im modernen Leben können wir durch extremen Stress, Traumata, Burn-out oder Herausforderungen, wie zum Beispiel eine wichtige berufliche Präsentation, in einen Zustand des Shutdown geraten. Dieser Zustand kann eintreten, wenn Körper und Geist überfordert sind, und wird auch als Untererregung oder Hypoarousal bezeichnet.

Dann erscheint uns die Welt leer und sinnlos; es gibt nichts mehr, was uns interessiert oder begeistert. Hinzu kommt, dass wir vielleicht nicht einmal mehr die Energie für so einfache tägliche Dinge haben wie morgens aufzustehen.

Immobilisierung äußert sich durch:

- Erstarrungsreaktion (Freeze-Reaktion)
- sich benommen, abgekoppelt oder von anderen Menschen entfremdet fühlen
- Tagträumen oder gedanklich abschalten
- Hirnnebel und/oder Erschöpfung
- getrübte Sinneswahrnehmungen
- extrem still werden oder sich zurückziehen
- soziale Isolation
- Schwierigkeiten, Entscheidungen zu treffen
- Schwierigkeiten, sich an bestimmte Ereignisse oder einzelne Situationen zu erinnern

Schauen wir uns an, wie Tiere auf Gefahr reagieren: Sie schütteln in der Regel eine durch äußere Bedrohung ausgelöste Erstarrungsreaktion ab. Durch das Schütteln kann ein Tier die durch die Gefahr angestaute Energie in seinem Körper wieder freisetzen. Gelingt dies nicht, kann es an daran sterben.

Im Gegensatz zu Wildtieren verfügen wir Menschen über verschiedene physiologische Reaktionssysteme, die aktiviert werden, wenn wir uns bedroht fühlen. Wird zum Beispiel unsere Sicherheit durch ein traumatisches Erlebnis bedroht, löst dies bei uns eine körperliche und eine emotionale Reaktion aus, die entweder das sympathische Nervensystem in Form von Mobilisierung oder das dorsalvagale Nervensystem in Form von Immobilisierung aktiviert. Beide Reaktionen sind überlebensnotwendig.

Kann das Nervensystem seine natürlichen, überlebenswichtigen Reaktionen aber nicht ausführen – zum Beispiel, wenn eine Person gegen ihren Willen festgehalten oder körperlich fixiert wird oder wenn wir uns in einer Umgebung befinden, in der der natürliche

Ausdruck dieser Reaktionen nicht möglich ist –, kann die negative Erfahrung im Körper gespeichert werden, was verschiedene emotionale und physiologische Probleme nach sich ziehen kann.

Der ventrale Vagus des Parasympathikus

Wenn der ventrale Vagus aktiviert ist, fühlst du dich entspannt und wohl. Das äußert sich auf vielfältige Weise – zum Beispiel durch ein Lächeln, mit dem du neuen Menschen begegnest, oder durch das Gefühl, mit geliebten Menschen verbunden zu sein. Auch Achtsamkeit, Mitgefühl, Neugier und Gelassenheit können sich einstellen. Die Aktivierung dieses Teils des Nervensystems verschafft uns eine Pause von der Anspannung, die die Kampf-oder-Flucht-Reaktion zum Beispiel bei Angst mit sich bringt.

Die oben genannten Systeme können jederzeit durch Veränderungen in unserer Umgebung oder unserer Gefühle, die wir im nächsten Kapitel genauer betrachten werden, aktiviert und durch den Vagusnerv reguliert werden. Ein gesunder Vagusnerv sorgt dafür, dass du in Stresssituationen ruhig bleibst, und meldet dir, wenn die Gefahr vorüber ist. So kann sich dein Körper erholen und selbst regenerieren.

Weitere Aufgaben des Vagusnervs:

- Der Vagusnerv ist an der Regulation des Herzens beteiligt, indem er den Herzschlag beruhigt. Durch die Ausschüttung des Botenstoffs Acetylcholin reguliert er die Herzfrequenz und verlangsamt sie. Das senkt den Energieverbrauch und wirkt beruhigend und entspannend.
- Er reguliert die Verdauung, indem er zum Beispiel die Produktion von Verdauungsenzymen und die Bewegung der Nahrung

im Magen-Darm-Trakt anregt. Als Kommunikationskanal zwischen deinem Darm und deinem Gehirn signalisiert er dir, wann du dich nach einer Mahlzeit satt fühlst. Die Gesundheit deines Darms und deines Verdauungssystems kann sich erheblich auf deine emotionale und psychische Gesundheit auswirken. Ein zufriedener und gesunder Darm hält deinen Vagusnerv und dein Gehirn bei Laune.

- Der Vagusnerv stimuliert die Insulinausschüttung aus der Bauchspeicheldrüse und die Produktion von Gallensaft in der Leber, um die Nahrung zu verdauen. Das hilft dir, gesund zu bleiben, denn dazu muss dein Körper viele verschiedene Nährstoffe aus der Nahrung aufnehmen, die ihm Energie, Kraft und Vitalität verleihen, und Stoffwechselprodukte ausscheiden, die er nicht mehr benötigt.
- Er stimuliert die Muskeln im Hals- und Rachenraum, damit du schlucken und sprechen kannst, um mit anderen effektiv zu kommunizieren.
- Er kommuniziert mit deinem Immunsystem, stimuliert es und reguliert deine Abwehrkräfte und Immunreaktionen oder Entzündungen im Körper, ebenso die Produktion von Antikörpern.
- Er nimmt Sinnesreize auf, zum Beispiel Informationen aus dem Gehörgang, und leitet sie an das Gehirn weiter, damit du Geräusche wahrnehmen und verarbeiten kannst. So kannst du die Stimmen anderer Menschen hören und Veränderungen im Tonfall erkennen.
- Er steuert die Augen- und Gesichtsmuskeln, die es dir ermöglichen, zu blinzeln, zu lächeln oder die Stirn zu runzeln, mit anderen in Kontakt zu treten, Blickkontakt herzustellen und deine Mimik zu verändern.

Der Vagusnerv ist auch der wichtigste Kanal im Körper, über den das Gehirn Informationen über den Zustand der Lunge und der Atemwege erhält. Er steuert die Atmung und ihre Funktionen und übermittelt Informationen über die Qualität deiner Atmung von der Lunge an das Gehirn. Das Gehirn sendet Signale zurück, um die Atemfrequenz entsprechend zu regulieren. Wie du im Reset-Programm sehen wirst, ist die Atmung eine der automatischen Funktionen, die du bewusst steuern und über die du auf dein ANS einwirken kannst. Die Atmung ist der effektivste und schnellste Weg, um deinen Vagusnerv zu aktivieren – jede Sekunde, jeden Tag!

Dein Vagusnerv ist unglaublich wichtig für dein tägliches Leben. Ohne ihn wärst du nicht in der Lage, die leckere Tasse Kaffee am Morgen zu trinken oder Blickkontakt mit deinen liebsten Menschen aufzunehmen. Um diese vielen Aufgaben erfüllen zu können, muss der Vagusnerv gesund sein – in Teil 2 des Reset-Programms zeige ich dir viele Möglichkeiten dafür auf. Du kannst den Zustand deines Vagusnervs daran erkennen, wie gut er seine Aufgaben erfüllt. Sprechen wir nun über den Vagotonus.

DER VAGOTONUS

Der Vagotonus ist ein Indikator dafür, wie gut dein Vagusnerv funktioniert und wie schnell du dich von Stress erholst. Er zeigt auch an, wie gut du dich selbst regulieren kannst und wie du auf deine Umwelt reagierst. Dein Vagotonus gibt Auskunft über den Zustand deines Nervensystems, ob dein Herzschlag und deine Atmung gut reguliert sind und wie ruhig oder aufgeregt du gerade bist.

Verschiedene Faktoren beeinflussen den Vagotonus, darunter

Genetik, Lebensstil, Ernährung und äußere Einflüsse. Mach dir bewusst, dass dein Vagotonus kein Dauerzustand ist und dass du lernen kannst, ihn auf natürliche Weise zu optimieren – darauf werde ich in Teil 2 näher eingehen.

Interessanterweise kann der Vagotonus indirekt über die Herzfrequenzvariabilität (HFV) gemessen werden. Die HFV misst die zeitlichen Unterschiede zwischen den einzelnen Herzschlägen. Diese Schwankungen sind minimal und liegen meist im Bereich von Sekundenbruchteilen. Die Zeit zwischen zwei Herzschlägen variiert von Schlag zu Schlag und von Moment zu Moment. Diese Schwankungen sind erwünscht, denn nur so können wir uns flexibel an veränderte Lebensumstände anpassen.

Dein Herz schlägt in einem bestimmten Rhythmus und passt sich dem an, was du gerade tust. Deine Herzfrequenz ist langsamer, wenn du dich in einem ruhigen, entspannten Zustand befindest, und sie erhöht sich, wenn du Sport treibst oder unter Stress stehst. Falls du Probleme mit deiner Herzfrequenz hast, solltest du einen Spezialisten aufsuchen.

Deine Herzfrequenz variiert je nach körperlicher Belastung und anderen Faktoren, etwa deinem Atemmuster. Deine HFV kann durch Medikamente oder medizinische Geräte wie einen Herzschrittmacher beeinflusst werden. Mit zunehmendem Alter schwächt sie sich ab.

Dein wunderbarer Körper hat im Lauf der Zeit gelernt, sich immer wieder anzupassen, um mit verschiedenen Situationen und Problemen fertig zu werden. Deine HFV zeigt an, wie gut und schnell sich dein Körper auf veränderte Umstände und Stressfaktoren einstellen kann. Eine hohe HFV deutet darauf hin, dass sich dein Körper sehr gut an Veränderungen und Erfahrungen anpassen kann.

Menschen mit einer hohen HFV sind in der Regel stressresistenter und fühlen sich insgesamt wohler.

Eine niedrige HFV kann im Allgemeinen auf ein weniger belastbares Nervensystem, das sich nicht so gut auf veränderte Situationen einstellt, und auf eine Anfälligkeit für zukünftige Gesundheitsprobleme hinweisen. Eine geringere Variabilität zwischen den Herzschlägen deutet auf ein Ungleichgewicht des ANS oder eine Dominanz des Sympathikus hin.

Menschen mit einem höheren Ruhepuls, also höherer Herzfrequenz im Ruhezustand, haben in der Regel eine niedrigere HFV, da ihr Herz schneller schlägt. Dies bedeutet weniger Zeit zwischen den Herzschlägen und somit weniger Variabilität.

Wenn dein Vagusnerv und dein ventral-vagales System optimal funktionieren und dein System in einem entspannten Zustand ist, so ist auch die Variabilität zwischen deinen Herzschlägen größer.

Deine HFV ist im Wesentlichen ein Indikator dafür, wie gut du mit Stress und Veränderungen umgehen kannst und wie schnell du nach Herausforderungen wieder zu deinem ventral-vagalen System zurückfindest.

MESSUNG DER HERZFREQUENZ-VARIABILITÄT (HFV)

Die Messung der HFV zu Hause kann schwierig sein, da die zeitlichen Variationen der Herzschläge im Mikrosekundenbereich liegen. Die präziseste Methode zur Messung der HFV erfolgt mithilfe spezieller medizinischer Geräte, wie zum Beispiel einem Elektrokardiogramm (EKG). Diese Geräte erfassen die elektrische Aktivität des Herzens mittels Sensoren, die auf dem Brustkorb angebracht werden. Andere medizinische Geräte, wie zum Beispiel ein Herzmonitor, der die HFV über einen längeren Zeitraum verfolgt, liefern sehr genaue Messergebnisse. Der Zugang zu solchen medizinischen Technologien, die umfassende Informationen über deine physiologischen Funktionen liefern, kann jedoch teuer oder nicht verfügbar sein.

Dank der Fortschritte in der modernen Technologie gibt es heute verschiedene Geräte für den privaten Gebrauch, mit denen die HFV gemessen werden kann. Ein Beispiel sind Herzfrequenzmessgeräte, die um die Brust geschnallt werden und häufig von Sportler*innen zur HFV-Messung verwendet werden. Diese Geräte sind relativ neu auf dem Markt und zu erschwinglichen Preisen im Handel erhältlich.

Auch intelligente Geräte wie Smartwatches können die HFV berechnen, allerdings sind diese Messungen weniger präzise als ein EKG.

Der Vagotonus ist ein physischer und emotionaler Indikator, der uns über unsere körperliche und emotionale Gesundheit informiert. Ein niedriger Vagotonus ist oft ein Zeichen dafür, dass das Nervensystem nicht optimal funktioniert, was sich beispielsweise in folgenden Erkrankungen äußert:

- Morbus Crohn
- Reizdarmsyndrom
- Morbus Parkinson
- Epilepsie
- Diabetes Typ 2

- Bluthochdruck
- Herz-Kreislauf-Erkrankungen
- Angstzustände
- Depression
- Posttraumatische Belastungsstörung

Ein hoher Vagotonus (hohe HFV) zeigt an, dass der Vagusnerv optimal funktioniert. Wenn er gesund ist, bleiben wir in stressigen Situationen gelassen und entspannt, während unsere Herzfrequenz sinkt, wenn wir uns bedroht oder alarmiert fühlen. Zusätzlich reguliert er unsere Atmung, damit wir auch in Extremsituationen klar denken können. Ein gesunder Vagusnerv fördert das Einfühlungsvermögen in andere und fungiert als Brücke zwischen uns und unseren Mitmenschen.

Dieser Nerv wird auch »Liebesnerv« genannt, weil es uns leichtfällt, bedingungslose Liebe zu empfinden, wenn er von einem einfühlsamen Menschen aktiviert wird. Vielleicht hast du schon einmal erlebt, dass sich in der Gegenwart einer bestimmten Person alle Sorgen und Nöte in Luft aufgelöst haben. Dieses Gefühl verdankst du der Aktivität deines ventralen Vagusnervs. Ein erhöhter Vagotonus stimuliert die ventral-vagale Reaktion, wodurch sich dein Körper nach einem Alarmzustand schneller entspannen kann.

Ein starker und gesunder Vagusnerv ist wichtig, damit wir uns in jeder Situation mit unserem Körper verbunden, ruhig und geerdet fühlen und leichteren Zugang zu ihm haben. Es ist beruhigend, zu wissen, dass wir den Vagotonus beeinflussen können. Durch die Stimulation dieses Nervs wird es leichter, aus dem Kampf-oder-Flucht-Modus in einen sichereren Zustand zu gelangen, zum Beispiel in die soziale Aktivierung.

Im zweiten Teil des Reset-Programms wirst du lernen, wie du genau dies durch Bewegung, durch Übungen zur Stärkung sozialer Verbundenheit und durch eine behutsame Anpassung deines Lebensstils erreichen kannst. Dies erhöht die natürliche Widerstandskraft deines Nervensystems, deine Toleranz, deine Belastbarkeit und die Kontrolle über dein Leben.

Wenn du verstehst, wie du den Vagusnerv stärken und mit ihm arbeiten kannst, aktivierst du deinen inneren Heiler. Doch bevor wir diesen Weg einschlagen, müssen wir noch ein wenig tiefer in das Thema eindringen. Im nächsten Kapitel erkläre ich dir, wie die drei Systeme deines Nervensystems zusammenarbeiten und was passiert, wenn wir in einem Zustand »feststecken«.

2 SO FUNKTIONIERT DAS NERVENSYSTEM

In diesem Kapitel werden wir die drei Zustände deines Nervensystems nach der Polyvagal-Theorie näher betrachten. Mit diesem Wissen kannst du ganz einfach herausfinden, in welchem Zustand du dich gerade befindest, und dann die im Reset-Programm beschriebenen Strategien und Kompetenzen anwenden, um die Kontrolle über dein Nervensystem zu erlangen und es in einen Zustand der Sicherheit zu versetzen.

DIE AKTIVIERUNG DES VENTRALEN PARASYMPATHISCHEN VAGUSSYSTEMS

Wenn du eine Bedrohung oder Gefahr wahrnimmst, nutzt dein Nervensystem den Sympathikus zur Kampf-oder-Flucht-Reaktion oder den dorsalen Zweig des Vagusnervs zur Erstarrungsreaktion (Freeze) oder aber zum Shutdown, um deine Sicherheit zu gewährleisten. Die ventral-vagale Aktivierung ist für den Ruhe- und Verdauungsmodus zuständig (*rest and digest*), zudem für die Friend-

und die Fawn-Reaktion. Dieses System der sozialen Aktivierung funktioniert etwas anders als die beiden zuvor genannten Überlebensstrategien. Um es zu aktivieren und zu nutzen, brauchst du ein Gefühl der Sicherheit.

Wie du bereits weißt, gibt es zwei Vagusnerven, die jeweils auf der linken und auf der rechten Seite des Körpers abzweigen. Der dorsale Zweig des Vagusnervs ist für die primären Überlebensfunktionen zuständig, wie zum Beispiel die Erstarrungsreaktion oder den Kollaps. Dieser Zweig des Vagusnervs beeinflusst die Organe unterhalb des Zwerchfells sowie das Herz und die Lunge.

Der ventrale Zweig des Vagusnervs ist der Teil des Systems, der die soziale Aktivierung und Körperfunktionen oberhalb des Zwerchfells reguliert.

Er aktiviert Körper und Bewusstsein auf viel subtilere Weise. Während die Aktivierung durch den Sympathikus oft sehr intensiv ist und immer mit der Ausschüttung von Cortisol und Adrenalin einhergeht, kann das ventral-vagale System eine sanfte Aktivierung ohne Ausschüttung chemischer Substanzen bewirken. Dadurch kannst du deinen physiologischen Zustand schnell anpassen, wenn du mit anderen Menschen zu tun hast.

Du kennst diese Form der ventral-vagalen Aktivierung in Form der belebenden Energie, die du spürst, wenn du Zeit mit Freunden verbringst oder etwas tust, das dir Spaß macht. Wenn wir uns in unserer Umgebung sicher fühlen, fällt es uns leicht, mit anderen zu interagieren. Mühelos wechseln wir von einem energiegeladenen Erregungszustand in einen Zustand der Empathie und der Erdung.

Deine soziale Aktivierung wird durch den Vagusnerv stimuliert, der zwischenmenschliche Beziehungen beeinflusst und stärkt, indem er dich gleichzeitig anregt und beruhigt. Das macht es dir leicht, erfolgreich mit anderen zu interagieren.

Der Mensch ist biologisch und evolutionär ein soziales Wesen. Unser Überleben als Spezies ist untrennbar mit unserer Fähigkeit verbunden, mit anderen zu kooperieren und soziale Beziehungen aufzubauen. Neueste Forschungsergebnisse deuten sogar darauf hin, dass der Mensch ein »soziales Gehirn« entwickelt hat, dessen Hauptfunktion darin besteht, ihn in seinen Beziehungen mit anderen zu unterstützen – eben das System der sozialen Aktivierung.

Säuglinge schreien, um die Aufmerksamkeit ihrer Bezugspersonen auf sich zu lenken, und erhalten dadurch nicht nur Nahrung, sondern auch die Sicherheit, beschützt zu werden.

Im Laufe ihrer Entwicklung wächst auch ihre Bindungsfähigkeit. Der Kreis ihrer Bezugspersonen erweitert sich, und sie reagieren sogar auf Fremde mit einem Lächeln. Mit fortschreitender Entwicklung entstehen immer mehr Bindungen. Menschen, denen sie vertrauen, sorgen für ihre Sicherheit und die Befriedigung ihrer Grundbedürfnisse.

Bei Erwachsenen ist es ähnlich: In Krisenzeiten suchen wir die Nähe von vertrauten Freunden, Familienmitgliedern oder anderen Menschen, die uns Halt und Unterstützung geben. Bei einer Autopanne bittest du vielleicht jemanden aus deiner Familie um Hilfe.

Diese sogenannte Friend-Reaktion sichert uns Menschen das Überleben. Freundschaften schaffen ein Sicherheitsnetz von Menschen, die uns den Rücken stärken. Sie befriedigen auch unser Bedürfnis nach Zugehörigkeit, Liebe, Zuneigung, Intimität und sozialer Bindung. Sie fördern in uns den Zustand sozialer Aktivierung. Diese Bindung, die uns das Gefühl von Sicherheit, Zugehörigkeit und Unterstützung gibt, aktiviert unser ventral-vagales System.

Die Friend-Reaktion ist zu unterscheiden von der Fawn-Reaktion, die sich als Beschwichtigungsverhalten zeigt, als verschiedene Strategien, um mit schwierigen Situationen umzugehen, in denen wir uns bedroht oder gefährdet fühlen. Wir bedienen uns zum Beispiel der Fawn-Reaktion, um Freundschaften zu schließen, uns bei anderen einzuschmeicheln oder uns ihren Erwartungen anzupassen, um Konfrontationen zu vermeiden. Wenn sich zum Beispiel jemand schnell aufregt, weil die Wohnung nicht aufgeräumt ist, tun wir vielleicht alles, um sicherzustellen, dass jedes einzelne Ding an seinem Platz ist, bevor er oder sie nach Hause kommt. Oder wir entschuldigen uns um des lieben Friedens willen übertrieben für etwas, wofür wir gar nicht verantwortlich sind.

Die Friend-Reaktion nutzen wir sowohl, wenn wir Gefahr wittern, als auch zu Zeiten sozialer Gemeinschaft und Verbundenheit.

Damit meine ich nicht, wie viele Follower du in den sozialen Medien hast oder wie viele Likes und Kommentare du auf deine Posts bekommst. Vielmehr geht es um unsere Fähigkeit, positiv mit anderen und mit unserer Umwelt zu interagieren. Das kann sich natürlich auch auf Interaktionen im Netz beziehen, je nachdem, welche Art von Beziehungen du dort pflegst.

Menschen, die sich sozial verbunden fühlen und starke, auf Gegenseitigkeit beruhende und respektvolle Beziehungen zu vertrauten Personen pflegen, haben in der Regel eine bessere psychische Gesundheit und fühlen sich allgemein wohler als Menschen ohne soziale Bindungen.

Obwohl Beziehungen etwas sehr Starkes sein können, ist es in unserem hektischen Leben oft schwierig, sie aufzubauen oder aufrechtzuerhalten. Es ist auch wichtig zu wissen, dass es Menschen mit psychischen Problemen oft schwerer fällt, mit anderen in Kontakt zu treten, vor allem wenn sie ein Trauma erlebt haben. Die Forschung zeigt, dass traumatisierte Menschen oft Schwierigkeiten haben, anderen zu vertrauen oder sich in engen Beziehungen sicher zu fühlen. Dies erschwert es ihnen, tragfähige soziale Beziehungen aufzubauen und von sozialer Unterstützung zu profitieren.

Auch wenn es schwierig sein mag, stabile soziale Beziehungen einzugehen und aufrechtzuerhalten, sollten wir nicht vergessen, dass wir alle dazu fähig sind.

Wie du in Kapitel 1 gelernt hast, bist du so verdrahtet, dass Beziehungen ein Teil deines Lebens sind – durch deinen Vagusnerv. Ist er aktiviert, befindest du dich im ventral-vagalen Modus und damit in der sozialen Aktivierung.

In diesem Zustand fühlen wir uns sicher und verbunden mit anderen Menschen. Wahrscheinlich lächeln wir sie öfter an, hören aufmerksamer zu und können uns besser ausdrücken.

Wir können die soziale Aktivierung als Ressource auf unserem Heilungsweg nutzen, um unser Nervensystem zu regulieren, aber auch als Werkzeug, um unsere psychische Gesundheit langfristig zu erhalten. Die Teilhabe an sozialen Systemen und der Aufbau von Beziehungen ist ein wichtiger Teil des Heilungsprozesses, vor allem wenn es darum geht, ein Zugehörigkeitsgefühl zu entwickeln und ein unterstützendes Netzwerk aufzubauen.

MOBILISIERUNG DURCH SYMPATHISCHE AKTIVIERUNG: KAMPF-ODER-FLUCHT-REAKTION

Die Aktivierung des sympathischen Nervensystems versetzt den Körper in einen Zustand der Mobilisierung beziehungsweise löst die Kampf-oder-Flucht-Reaktion aus.

Die *Kampf-Reaktion* ist eine Überlebensstrategie und tritt häufig auf, wenn Zuwendung aufgrund sozialer Aktivierung eine Bedrohung oder Gefahr nicht wirksam verringern oder beseitigen kann.

Diese Reaktion verbraucht viel Energie und äußert sich oft dadurch, dass wir uns körperlich größer machen: Wir blähen den Brustkorb auf und stellen uns aufrecht hin, um größer und kraftvoller zu wirken. Sie äußert sich entweder in offener Aggression, zum Beispiel durch lautes Schreien oder körperliche Auseinandersetzungen, zeigt sich aber auch auf subtilere Weise, zum Beispiel in Tonfall, Sprechtempo und Wortwahl.

Mit der *Flucht-Reaktion* wollen wir möglichst viel Abstand zwischen uns und der potenziellen Bedrohung oder Gefahr bringen, zum Beispiel indem wir weglaufen, den Ort wechseln oder ein geeignetes Versteck finden.

Auch die *Kampf-Reaktion* verbraucht viel Energie: Die Glykogenspeicher werden geleert, um den Muskeln mehr Energie zuzuführen. Gleichzeitig strömt Adrenalin durch den Körper, wodurch mehr Blut in die großen Muskelgruppen gelangt und die Lungenkapazität erhöht wird.

Wenn du schon einmal im Spiel gejagt wurdest, hast du vielleicht den Adrenalinschub gespürt, der es dir ermöglichte, etwas schneller zu rennen, als du es normalerweise könntest. Diese physiologischen Veränderungen finden in deinem Körper statt, ohne dass du sie bewusst wahrnimmst.

IMMOBILISIERUNG AUFGRUND DORSALVAGALER AKTIVIERUNG: SHUTDOWN ODER ERSTARRUNG

Wenn dein Gehirn und dein Körper merken, dass die unterschiedlichen Strategien soziale Zuwendung, Kampf oder Flucht bei einer Bedrohung keinen Erfolg haben oder versprechen, schalten sie ganz automatisch einen Gang zurück und der Körper verfällt in eine Erstarrungsreaktion.

Diese Reaktion kann als Überforderung des Nervensystems verstanden werden. Sie führt dazu, dass Gehirn und Körper das Nervensystem in einen depressiven Erstarrungszustand herunterregulieren. Dann tritt der Parasympathikus in Aktion und übernimmt die Kontrolle vom sympathischen Nervensystem, was zu einer Verlangsamung des gesamten Systems führt.

Diese Reaktion auf verschiedenste Trigger – darunter Angst, Schrecken und Panik – kann in unserem Alltagsleben zur Erstarrung führen. Die Ursachen für diesen Zustand können vielfältig sein: von einer wichtigen Präsentation über Gespräche mit uns einschüchternden Personen (zum Beispiel Vorgesetzten), Stress im persönlichen Umfeld oder in der Partnerschaft bis hin zu Situationen, die uns Angst machen (zum Beispiel Autofahren bei Nacht) oder wenn uns die Anforderungen des Lebens über den Kopf wachsen.

Die Erstarrungsreaktion wird in Situationen ausgelöst, in denen Gehirn und Körper überlastet sind und der einzige Schutzmechanismus darin besteht, alles herunterzufahren. Dies kann der Fall sein bei Unfällen, medizinischen Notfällen, Operationen, traurigen oder schlechten Nachrichten, Trauer und Verlust, schmerzhafter Trennung oder Mobbing, besonders wenn sie über einen längeren Zeitraum andauern.

Diese Reaktion tritt auch häufig bei Menschen auf, die sexuell missbraucht wurden. In diesem Schutzzustand erstarren Körper und Geist, und es werden körpereigene Opioide ausgeschüttet, die dämpfend, schmerzlindernd und beruhigend wirken.

Erstarrung ist oft mit Scham- oder Schuldgefühlen verbunden. Man fragt sich, warum man nicht aktiv geworden ist und etwas unternommen hat. Doch wie wir gesehen haben, laufen diese Reaktionen unwillkürlich und automatisch ab, um schreckliche Erlebnisse zu verarbeiten, sich zu schützen, schwere Belastungen zu bewältigen und sich davon zu erholen.

Diese Reaktionen äußern sich häufig in Gefühlen der Niederlage, Hoffnungslosigkeit, Scham, Empfindungslosigkeit, Energielosigkeit, Niedergeschlagenheit, Derealisationsstörungen in Form einer verzerrten Wahrnehmung der Umwelt, Depersonalisation, bei der du dich selbst als entfremdet und unwirklich wahrnimmst, einer Form der dissoziativen Störung mit Abspaltung von Erinnerungen, Gefühlen oder ganzen Persönlichkeitsanteilen, in veränderten Bewusstseinszuständen, in denen du in eine imaginäre Welt oder Realität abdriftest oder völligem Verlust der Besinnung wie Bewusstlosigkeit oder Ohnmacht.

IST EINE DIESER REAKTIONEN BESSER ALS DIE ANDEREN?

Betrachtet man den Zweck oder die Funktion jeder unserer Überlebensreaktionen, stellt man fest, dass sie alle dazu dienen, uns auf die eine oder andere Weise zu schützen. Wenn du zum Beispiel von einem Löwen gejagt wirst, ist es wahrscheinlich keine gute Idee, zu fliehen – das könnte die Sache nur noch schlimmer machen. Wenn aber zum ersten Mal seit langer Zeit wieder eine Sirene ertönt, würde das bei den meisten Menschen wohl sofort eine Flucht-Reaktion auslösen, ohne dass sie lange darüber nachdenken.

So wie das Pendel einer Standuhr hin und her schwingt, so verhält es sich auch mit unserem Nervensystem. Es ist ständig in Bewegung und passt sich der aktuellen Umgebung, dem jeweiligen Stressor oder einem bevorstehenden Ereignis an. Es muss schnell zwischen verschiedenen Nervenzuständen, wie Kampf-oder-Flucht, Erstarrung oder ventralem Vagus, wechseln. Dies zeigt, wie hervorragend unser Nervensystem uns das Überleben sichert.

Die drei Zustände deines Nervensystems sollten idealerweise so zusammenarbeiten, dass du deinen Alltag und die möglichen Herausforderungen, die jeder Tag mit sich bringt, souverän meistern kannst. Um dieses Gleichgewicht herzustellen, arbeiten die Zweige des ANS wie eine Waage zusammen, wie Bonnie und Clyde oder Yin und Yang.

Der Hypothalamus im Zwischenhirn ist ein wichtiges Steuerungszentrum des ANS. Er verarbeitet Reize aus dem Körper und der Umgebung und sendet Signale an das ANS, das entweder für Aktivierung oder Entspannung sorgt, je nachdem, ob es Gefahr oder Sicherheit erkennt. Es reagiert nicht nur auf das, was du zu Mittag gegessen hast, oder auf eine Meinungsverschiedenheit mit einem Kollegen, sondern auch auf die freudige Nachricht, dass du befördert worden bist, oder auf die Überraschung, die dich zu Hause erwartet, weil zum Beispiel jemand deine Wohnung für dich geputzt hat.

Vielleicht hast du nachts schon einmal ein lautes Geräusch gehört und dein Herzschlag ist in die Höhe geschnellt – das ist dein sympathisches Kampf-oder-Flucht-System, das Adrenalin und Cortisol ausschüttet, um die Muskeln bei Bedarf mit mehr Blut zu versorgen. Oder du bist vor Schreck im Bett erstarrt – dann wird dein dorsalvagales Erstarrungssystem aktiviert und setzt Endorphine frei, um deine Schmerztoleranz zu erhöhen und deine Atem- und Herzfrequenz zu senken.

Sobald du dich wieder sicher fühlst, lässt deine Angst nach, das Kampf-oder-Flucht-System beruhigt sich und dein parasympathisches ventral-vagales System übernimmt die Kontrolle, um deinen Körper wieder in den Normalzustand zu versetzen. Es weist deinen Herzschlag an, sich zu verlangsamen, senkt deinen Blutdruck und signalisiert den verschiedenen Körpersystemen, sich zu entspannen oder in den Zustand zurückzukehren, in dem sie sich vor dem Geräusch befanden.

Dein Kampf-oder-Flucht-System ist wie ein Gaspedal, das bei Stress oder anderen Herausforderungen aktiviert wird.

Dein ventral-vagales System dient als Bremse, um die Ausschüttung von Adrenalin und Cortisol zu begrenzen.

Dein dorsal-vagales System ist der Not-Aus-Schalter, der dich verlangsamt oder sogar stoppt, wenn du an deine Grenzen stößt.

In einem emotional gesunden Zustand bewegen wir uns frei zwischen diesen Zuständen, ohne in einem davon festzustecken.

Chronischer Stress oder ein Trauma können jedoch dazu führen, dass der Körper Situationen nicht mehr richtig einschätzen und darauf reagieren kann. Wir können nicht mehr erkennen, wann eine Situation sicher ist. Das setzt einen Teufelskreis in Gang: Wenn das Nervensystem nicht erkennt, dass keine Gefahr mehr besteht, verharrt der Körper auch ohne eine reale Bedrohung in der Kampf-oder-Flucht-Reaktion oder im Erstarrungszustand. Sind unsere Schutzsysteme chronisch aktiviert, fällt es uns schwerer, entspannt und effektiv mit anderen Menschen umzugehen und mit ihnen zu kommunizieren. Je nachdem, in welchem Zustand du dich gerade befindest, hast du keinen Zugang zu den Verhaltensmustern anderer Zustände. Wenn du zum Beispiel Angst empfindest und im Kampf-oder-Flucht-Modus bist, ist die Interaktion mit anderen Menschen schwierig.

Wenn dich anhaltende, chronische oder unverarbeitete Erlebnisse oder Stressoren belasten, ist es, als würdest du ständig Vollgas fahren.

Mit der Zeit wird das ventral-vagale System ruhiger und schwerer zugänglich, besonders in Momenten, in denen du Ruhe dringend brauchen würdest. Wie ein Muskel muss es ständig trainiert werden. Wenn aber immer nur der Sympathikus in deinem inneren »Fitnessstudio« aktiv ist, bekommt der ventrale Vagus nie die Chance, trainiert zu werden und wird mit der Zeit immer schwächer.

WIE SICH ANGST, STRESS UND TRAUMA KÖRPERLICH AUSWIRKEN

Wir alle kennen sie, die unangenehme, allgegenwärtige Angst, die uns zu verschlingen droht.

Es ist menschlich, Angst zu haben. Jeder Mensch hat irgendwann in seinem Leben eine Form von Angst verspürt, denn Angst ist im Grunde ein Überlebensinstinkt. Wir alle tragen dieses angeborene, natürliche und evolutionäre Reaktionssystem in uns, um in dieser Welt zu überleben.

Du hast vielleicht schon gehört, dass die Angst ein evolutionäres Überbleibsel aus der Zeit ist, als unsere Vorfahren vor Löwen oder Säbelzahntigern fliehen mussten. Ich bin allerdings nicht ganz dieser Meinung, denn ich glaube, dass der Mensch sich extrem gut an seine Umwelt anpassen kann, und wenn die Angst nicht zu unserem Überleben beitragen würde, dann hätte sich dieses Reaktionssystem im Laufe der Jahrtausende der Evolution sicher zurückgebildet.

Und wenn man die Gesellschaft des 21. Jahrhunderts genauer betrachtet, wird klar, warum dieses Reaktionssystem auch heute noch für unser Überleben notwendig und als physiologischer Vorgang so lebendig in uns ist: Täglich erleben wir Situationen, die Angst auslösen können, zum Beispiel das Überqueren einer stark befahrenen Straße, das Autofahren oder der Umgang mit vielen fremden Menschen. All diese normalen, alltäglichen Situationen erfordern bis zu einem gewissen Grad deine Aufmerksamkeit im Hinblick auf mögliche Gefahren oder sich schnell verändernde Situationen.

Heute wirst du nicht mehr von einem Säbelzahntiger gejagt, bist aber dafür dem Verkehr, Terminen, finanziellen Belastungen,

Umweltgiften, Schlafmangel, fehlender Unterstützung, dem Verlust von Zugehörigkeit, ständigen News in den sozialen Medien, Meldungen, Textnachrichten sowie chronischem Stress und traumatischen Erlebnissen ausgesetzt. Auf all diese Faktoren müssen dein Körper und Geist in irgendeiner Form reagieren, um zu überleben.

Angst ist eine physiologische Überlebensreaktion. Sie bewirkt Veränderungen im Körper, in der Psyche und im Verhalten. Menschen und Tiere reagieren auf alles, was ihr Wohlbefinden oder ihr Überleben bedrohen könnte – unabhängig davon, ob es sich um eine reale, eine potenzielle oder eingebildete Gefahr handelt.

Angst wird oft als psychische Störung betrachtet, sie ist aber in Wirklichkeit unser inneres Alarmsystem. Angst oder Sorgen beschäftigen uns nicht nur gedanklich, wir spüren sie buchstäblich körperlich: zitternde Hände, Herzrasen, Kopfschmerzen, die aus dem Nichts kommen, und das dringende Bedürfnis, auf die Toilette zu gehen. Das ist die Reaktion des Körpers auf das Gefühl der Bedrohung. Alle Systeme sind bereit und laufen auf Hochtouren.

Deine Verdauung funktioniert nicht mehr, denn Essen ist keine gute Überlebenstaktik! Vielleicht hast du auch schon erlebt, dass dein Mund und deine Kehle so trocken geworden sind, dass du kaum noch sprechen konntest. Oder dir wurde plötzlich übel, als läge dir ein Stein im Magen. Oder du musstest blitzschnell zur Toilette flitzen, weil sich deine Eingeweide zusammenkrampften.

Vielleicht hast du auch schon mal das Gefühl gehabt, dass dein Körper vor Energie nur so strotzt. Oder du hast bemerkt, dass du ständig mit dem Bein oder dem Fuß wippst. Adrenalin und Cortisol schießen durch deinen Körper, damit deine Muskeln bereit sind, einen Angreifer abzuwehren oder so schnell wie möglich vor ihm zu fliehen.

Um unter den sich ständig ändernden Lebensbedingungen durchzuhalten, verfügen wir über angeborene Überlebensreaktionen, die uns helfen, uns zu orientieren und angemessen zu reagieren. Überlebensreaktionen werden oft gefürchtet oder negativ bewertet, aber die Art und Weise, wie du schwierige Situationen gemeistert hast, ist absolut gerechtfertigt, denn du hast in jedem Moment genau das getan, was notwendig war, um zu überleben. Dein Gehirn und dein Körper sind auf Überleben ausgerichtet. Durch deine Überlebensreaktionen verhältst du dich genau richtig, wenn du dich bedroht fühlst oder eine Gefahr vermutest, auch wenn sich später herausstellt, dass es ein Fehlalarm war und diese Reaktion gar nicht notwendig gewesen wäre.

Die Reaktion, die du in einem bestimmten Moment zeigst, sichert dein Überleben. Deshalb sind diese Reaktionen im Grunde so wertvoll und hilfreich für dich, um bestimmte Lebensereignisse, Traumata oder Herausforderungen zu bewältigen.

Sehr oft höre ich den Satz: »Du bist doch bestimmt immer ruhig und gelassen!« Das hat ehrlich gesagt nichts mit der Realität zu tun. Ich habe genau wie du Phasen, die extrem stressig sein können. Ich ärgere mich, habe Streit mit meinem Mann, und manchmal bin ich ziemlich schlecht drauf. Wie du bin ich auch nur ein Mensch, und seien wir ehrlich: Es kann verdammt anstrengend sein, im 21. Jahrhundert zu leben.

Es ist für uns alle ganz normal, Momente von Stress, Angst, Furcht und anderen Emotionen zu erleben, anstatt ruhig und gelassen zu sein. Aber wenn das System eines Menschen aus irgendeinem Grund aus dem Gleichgewicht gerät – körperlich, emotional oder psychisch –, können sich diese Überlebensreaktionen in alltäglichen Situationen bemerkbar machen, zum Beispiel wenn jemand nicht sofort auf eine Nachricht von dir antwortet und die negativen Gedanken sich im Kreis drehen oder wenn bei dir mitten in einem Stau ein Gefühl der Panik aufschwappt. Eine Überlebensreaktion kann scheinbar aus dem Nichts auftauchen, auch wenn keine reale Bedrohung besteht. Im Extremfall kann man das Gefühl haben, dass es dafür keinen »Aus«-Schalter gibt.

Was sind Emotionen?

Der Begriff »Emotion« ist nicht leicht zu definieren. Im wissenschaftlichen Sprachgebrauch werden Emotionen häufig als »Affekte« bezeichnet, womit starke Gefühle gemeint sind, die durch bestimmte Umstände, Stimmungen oder zwischenmenschliche Beziehungen hervorgerufen werden können.

Emotionen sind im Wesentlichen unsere Reaktionen auf Ereignisse oder Situationen. Welche Emotion wir empfinden, wird durch das konkrete Ereignis oder die Situation selbst bestimmt. Du freust dich zum Beispiel, wenn dir ein Job angeboten wird, und hast Angst, wenn etwas deine Sicherheit oder dein Wohlbefinden bedroht.

Emotionen haben auch eine physiologische Seite. Jede Emotion löst eine körperliche Empfindung aus, sei es das Kribbeln im Bauch, wenn du aufgeregt bist, oder feuchte Hände bei Nervosität.

Dein emotionales Erleben hat großen Einfluss darauf, wie du mit anderen Menschen umgehst, Probleme bewältigst und wie gut es dir gelingt, konzentriert und aufmerksam zu sein.

Positive Emotionen wie Liebe, Freude, Hoffnung und Vertrauen schaffen eine Verbindung zwischen dir, der Welt da draußen und deinen Mitmenschen. Im Umgang mit anderen bist du nicht nur mit ihnen, sondern auch mit dir selbst auf eine geerdete und achtsame

Weise verbunden. Das ermutigt dich, nach mehr positiven Emotionen zu streben oder besser mit den Herausforderungen des Lebens umzugehen.

Im Gegensatz dazu verengt sich deine Perspektive und du bist weniger bereit, dich für verbindende zwischenmenschliche Beziehungen zu öffnen, wenn du Angst, Scham oder Verzweiflung empfindest. In solchen Momenten ist dein Verstand nur noch damit beschäftigt, Risiken und Gefahren in Schach zu halten, weshalb du seltener die Gelegenheit ergreifst, mit anderen in Kontakt zu treten. Gleichzeitig sinkt deine Bereitschaft, dich mit dir selbst zu verbinden.

Traumatische Erfahrungen können das System eines Menschen mit negativen Emotionen wie Angst oder Wut überfluten. Diese Emotionen sind intensiv und können geradezu erdrückend sein oder dich stark einschränken. Wenn sich negative Emotionen in deinem System festsetzen, behindern oder blockieren sie möglicherweise deine Fähigkeit, klar über deine aktuelle Situation nachzudenken. Das wiederum macht es schwierig, effektiv zu reagieren.

Wie das Gehirn ein Trauma verarbeitet

Eine schöne Erklärung, um die Erfahrung von Trauma zu verstehen, lautet:

»Trauma ist alles, was zu viel,
zu schnell oder zu früh passiert.«

PETER LEVINE

Sobald eine Bedrohung oder Gefahr vorüber ist, sollten Gehirn und Körper in einen Zustand optimaler ventral-vagaler Ruhe zurückkehren. In diesem Zustand ist es dir möglich, die Welt um dich herum mit allen Sinnen wahrzunehmen und durch logisches Denken und Kreativität viele verschiedene Lösungsansätze zu entwickeln.

Leider ist es oft schwierig, nach einem traumatischen Ereignis von selbst in den ventral-vagalen Zustand zurückzukehren. Es kann passieren, dass du in einem aktivierten, in einem reaktiven oder in einem depressiven Zustand wie dem Shutdown feststeckst. Nach meinem Achterbahnunfall war ich buchstäblich in mir gefangen, mein Körper und mein Nervensystem waren nicht in der Lage, sich selbst zu regulieren und in einen Zustand des natürlichen Gleichgewichts zurückzukehren.

Vielleicht hast du schon von den Arbeiten der Traumaforscher Peter Levine, Bessel van der Kolk und Dan Siegel gehört, die wichtige Beiträge zur Erforschung von Traumata und ihren Auswirkungen auf den Körper geleistet haben. Sie haben herausgefunden, dass Traumata alle Ebenen unseres Nervensystems beeinflussen können. Schon ein kleines Ereignis kann negative Gedanken und Emotionen auslösen, die uns in ein inneres Chaos stürzen, bis wir uns wieder beruhigt haben. Dies kann Tage oder sogar Monate dauern.

Traumata belasten das Nervensystem über seine normale Fähigkeit zur Selbstregulation hinaus. Bei manchen Menschen verharrt das Nervensystem in einem Zustand der Übererregung, als ob der Schalter auf »Ein« feststeckt und eine Entspannung unmöglich macht. Dieser Zustand der Übererregung ist anstrengend und belastet alle Körpersysteme über die Maßen. Wie wir bereits wissen, ist die kurzfristige Aktivierung des Kampf-oder-Flucht-Systems lebensnotwendig, doch dieser Zustand ist nicht dafür ausgelegt, längere Zeit anzudauern, denn er verbraucht viel Energie. Zudem beeinträchtigt er auch andere Funktionen wie Schlaf, Konzentration und die Fähigkeit, Risiken einzuschätzen und vernünftige Entscheidungen zu treffen.

Ein Trauma führt jedoch nicht immer zu einer Übererregung. Das Nervensystem kann auch in den dorsal-vagalen Erstarrungszustand kippen, der Depression, Dissoziation, Rückzug und Erschöpfung auslösen kann.

Bei manchen Menschen können die Nervenzustände zwischen hoher Erregung und Shutdown-Reaktionen durch Untererregung wechseln.

Die Forschung hat auch gezeigt, dass traumatischer Stress bestimmte Bereiche des Gehirns beeinflussen kann:

- **Die Amygdala** ist für emotionale Reaktionen auf Reize verantwortlich und an der Speicherung von emotionalen Erinnerungen beteiligt. Sie kann durch traumatischen Stress überaktiv werden.
- **Der Hippocampus,** der für das Lernen und die Gedächtnisbildung zuständig ist, kann durch traumatischen Stress in seiner Funktion beeinträchtigt werden.
- **Der präfrontale Kortex,** der für komplexe kognitive Prozesse wie Entscheidungsfindung, Planung, Problemlösung, Kreativität und Impulskontrolle notwendig ist, kann durch traumatischen Stress in seiner Funktion beeinträchtigt werden.

Die Amygdala und der Hippocampus gelten als besonders anfällig für die negativen Auswirkungen von traumatischem Stress. Die Folgen können Veränderungen des Verhaltens, der Stimmung und der körperlichen Gesundheit sein.

Die körperlichen Auswirkungen von Stress und Trauma

Das Default-Mode-Network (DMN) oder Ruhezustandsnetzwerk ist ein Netzwerk von miteinander verbundenen Regionen im Gehirn und spielt eine wesentliche Rolle für das Denken, die Wahrnehmung und das Verhalten. Das DMN ist daran beteiligt, wenn wir innere Empfindungen wahrnehmen, Emotionen und Gedanken in Einklang bringen oder wenn wir uns mit uns selbst und unserer emotionalen und körperlichen Verfassung auseinandersetzen.

Gehirnscans von Patient*innen mit Posttraumatischer Belastungsstörung (PTBS) zeigen, dass die Hirnareale, die an der Wahrnehmung des inneren Zustandes und der Emotionen beteiligt sind, weniger aktiv werden. Sie schalten herunter, um die unangenehmen und schmerzhaften Folgen des Traumas auszublenden.

Dies kann beispielsweise zu einer verminderten Wahrnehmung und einem eingeschränkten Körpergefühl führen.

Bei manchen traumatisierten Menschen kann das DMN jedoch auch auf bestimmte körperliche Empfindungen überreagieren. So kann eine Person, die eine flache Atmung als leichten Stress empfindet, schnell eine Panikattacke erleiden.

Die körperlichen Auswirkungen von Stress, Trauma und Emotionen beschränken sich nicht nur auf das Gehirn. Sie führen zu Veränderungen der Hormone, der Muskelkontraktionen im ganzen Körper, der Herzfrequenz und der Atmung und beeinflussen so unsere Selbstwahrnehmung.

Die negativen Emotionen, die mit einem Trauma oder traumatischen Erlebnis einhergehen – zur Erinnerung: Trauma ist alles, was zu viel, zu schnell oder zu früh passiert –, können sich im Körper festsetzen. Dann bleibt das Nervensystem im Überlebensmodus.

Ein wichtiger Teil des Heilungsprozesses besteht darin, körperliche Empfindungen wieder richtig wahrnehmen und interpretieren zu lernen. Der erste Schritt, um wieder zurück in deinen Körper zu finden und dich frei bewegen zu können, ist die sanfte Rückführung in einen Zustand innerer Sicherheit. Ein großer Teil der Arbeit, die wir in diesem Buch leisten, wird dir dabei helfen, die Schalttafel für dein eigenes inneres Leitsystem zu finden und ein Fundament der Sicherheit in dir aufzubauen. Erst dann wirst du in der Lage sein, deine Überlebensreaktionen zu erkennen und die Kontrolle darüber zurückzugewinnen. Darin besteht die Regulation, mit der wir uns im nächsten Kapitel beschäftigen werden.

3
DAS NERVENSYSTEM REGULIEREN

Du erwachst und fühlst dich ausgeruht … Wie eine warme Umarmung durchströmen Wellen der Verbundenheit und Sicherheit deinen ganzen Körper. Ein Gefühl der Gelassenheit erfüllt dich, dein Geist ist präsent und nimmt Veränderungen und Empfindungen wahr, ohne sich davon ablenken zu lassen. Du bist ausgeglichen, kannst mit konstruktiver Kritik umgehen und bewahrst bei allen Herausforderungen die Ruhe.

In diesem wunderbar regulierten Zustand bewältigst du die Strapazen deines Arbeitsalltags und deine täglichen Verpflichtungen mit Leichtigkeit. Du stehst im Stau? *Kein Problem – ich rufe einfach an und sage Bescheid, dass ich später komme.* Du hast Kaffee über dich verschüttet? *Das kann schon mal passieren!*

Du bist zuversichtlich und zufrieden, weil du die Herausforderungen eines harten Tages gemeistert hast, und kannst dich entspannt auf das vorbereiten, was dich morgen erwartet.

Schauen wir uns das Ganze mal andersherum an.

Stell dir vor, du hast so schlecht geschlafen wie noch nie … Jede Stunde schaust du im Dunkeln auf dein Handy und ärgerst dich immer mehr, dass du nicht einschlafen kannst. Nach dem Aufstehen hast du das Gefühl, dir fallen gleich die Augen zu. Du bewegst dich nur noch im Schneckentempo.

Du steigst in dein Auto, ziehst die Tür zu und verschüttest dabei etwas Kaffee auf den Ärmel deiner Jacke. Du beißt die Zähne zusammen und holst tief Luft.

Du steckst im morgendlichen Stau und umklammerst das Lenkrad, bis deine Fingerknöchel weiß werden. *Es könnte schlimmer sein,* sagst du dir.

Zum Äußersten angespannt kommst du bei der Arbeit an, als dir jemand eine scherzhafte Bemerkung zuruft. *Die machen sich wohl lustig über mich!* Jetzt reicht's dir aber! Das hältst du nicht länger aus – du spürst, wie dein Blut zu kochen beginnt und die Röte deinen Hals hinaufkriecht. Du fauchst dein Gegenüber so barsch an, dass er oder sie regelrecht zurückschreckt.

Der Rest des Tages verläuft ganz ähnlich – du stolperst von einem Problem ins nächste. Wenn du in dein Auto steigst, um nach Hause zu fahren, bist du total gestresst und fühlst dich am Rande deiner Kräfte beim Gedanken an all die unerledigten Aufgaben.

Zu Hause schaltest du den Fernseher ein, um dich zu entspannen, fühlst dich aber schuldig wegen deines Verhaltens in bestimmten Situationen und gegenüber deinen Kolleg*innen. Du kommst einfach nicht zur Ruhe; dein Kopf fühlt sich an wie ein Radio, das von einem Sender zum anderen schaltet.

Du brauchst dringend Schlaf, gehst ins Bett … und bist hellwach.

Kein toller Tag, oder?

Findest du dich in einem der oben beschriebenen Szenarien wieder? Wir alle waren schon einmal an diesem Punkt, sei es im Höhenflug der Gefühle oder mit einer kurzen Zündschnur. Beides sind gute Beispiele für die verschiedenen Zustände des Nervensystems im Alltag.

Nach der Polyvagal-Theorie treten biologische Veränderungen, Reaktionen und Bewertungen der Sicherheit der Umgebung zuerst auf. Das bedeutet im Wesentlichen, dass Veränderungen zuerst im Körper und im Nervensystem stattfinden. Wenn du beispielsweise durch ein lautes Geräusch aufgeschreckt wirst, wird dein sympathisches Nervensystem aktiviert und Cortisol überflutet deinen Körper, wodurch das Herz schneller schlägt. Diese Veränderungen auf der körperlichen Ebene beeinflussen deine Emotionen (Schreck), Gedanken *(Was ist, wenn etwas Schlimmes passiert?)*, Gefühle (Nervosität, Angst), Verhaltensweisen (aufspringen und an einen anderen Ort gehen) und deine Empfindungen (Kribbeln, Ohrensausen, Schwindel).

Das Wissen, dass der Körper an erster Stelle steht, können wir nutzen, um das Nervensystem gezielt zu beeinflussen: Wir können die Art und Weise, wie wir Stress erleben und darauf reagieren, verändern und so zu mehr Verbundenheit, Sicherheit und Resilienz gelangen. Durch die Arbeit mit unserem Körper lernen wir auch, unser Denken, Fühlen und Verhalten zu verändern.

Im therapeutischen Kontext konzentriert sich die Polyvagal-Theorie auf das Nervensystem des Körpers, seine verschiedenen Zustände und wie es auf Stress reagiert. Die Methode betont die Bedeutung des körperlichen Empfindens von Sicherheit für das emotionale Sicherheitsgefühl. Im Kern geht es darum, Menschen zu vermitteln, wie sie die Aktivität ihres Nervensystems regulieren können, um die drei adaptiven Systeme ins Gleichgewicht zu bringen.

Ein reguliertes Nervensystem ist keineswegs immer im Ruhezustand. Man kann auch nicht sagen, es sei niemals inaktiv oder im Erstarrungszustand. Die Vorstellung, dass man selbst im größten Chaos wie durch Zauberhand ruhig bleibt, wenn man sein Nervensystem einmal reguliert hat, ist ein großer Irrglaube.

Deshalb möchte ich den Ausdruck »Regulierung des Nervensystems« in einen neuen Kontext stellen, damit du verstehst, warum es nicht unbedingt erstrebenswert ist, immer ruhig zu sein.

WAS BEDEUTET ES, DAS NERVENSYSTEM ZU REGULIEREN?

Ein reguliertes Nervensystem ist im Wesentlichen ein resilientes Nervensystem. Resilienz ist die Fähigkeit, sich von Herausforderungen oder schwierigen Erfahrungen zu erholen, ja sogar aufzublühen. Menschen mit einem regulierten Nervensystem sind sehr gut in der Lage, erfüllende zwischenmenschliche Beziehungen zu entwickeln und aufrechtzuerhalten. Sie können gut mit kleinen Fehlern oder Problemchen umgehen, ohne davon überrollt zu werden, und bleiben ganz im gegenwärtigen Moment. Sie besitzen die Fähigkeit, zwischenmenschliche Beziehungen aufzubauen, Probleme praktisch zu lösen und mit Dingen, die sich der eigenen Kontrolle entziehen, gelassen umzugehen.

Regulation hat nichts damit zu tun, sich ständig im Ruhezustand des ventralen Vagus zu befinden. Vielmehr ist damit die Fähigkeit gemeint, als Reaktion auf Stressoren je nach Bedarf zwischen verschiedenen Erregungszuständen zu wechseln.

Unsere Fähigkeit, mit Veränderungen umzugehen, macht es uns

möglich, uns an herausfordernde Situationen so anzupassen, dass wir nicht überfordert werden. Das bedeutet auch, dass der Körper danach wieder normal funktioniert.

Diese Fähigkeit, flexibel zu reagieren und sich den Gegebenheiten anzupassen, gibt uns das Gefühl, handlungsfähig zu sein. Sie verleiht uns Selbstvertrauen, weil wir uns souverän in der Welt bewegen.

Wenn unser Nervensystem belastbar ist, fühlen wir uns in unserem Körper sicher. Wir können erkennen, ob wir uns in einem aktivierten oder depressiven Zustand befinden, und unsere Ressourcen nutzen, um unser Nervensystem sanft wieder in einen ruhigen, geerdeten Zustand zu bringen.

Ein überlastetes Nervensystem wird als dysreguliert bezeichnet. Dies äußert sich in einem Gefühl der Hilflosigkeit oder der Ohnmacht. Man hat das Gefühl, keine Kontrolle darüber zu haben, wie man auf bestimmte Trigger reagiert, und fühlt sich oft wie gefangen in einem Zustand der Anspannung oder Erschöpfung, auch wenn der Trigger längst nicht mehr präsent ist.

Das Leben mit einem dysregulierten Nervensystem gleicht dem Balancieren auf einem ausgefransten Seil. Bei jedem Schritt reißt – *ratsch!* – das Seil ein Stückchen weiter, was den Balanceakt beängstigend und gefährlich macht. Alles, was dir zu nahe kommt, könnte dich vom Seil stoßen. Deshalb kapselst du dich ab, bist gereizt und erschöpft. Deine ganze Energie geht dafür drauf, dass du dich sicher fühlst.

Wenn unser Nervensystem chronisch dysreguliert ist, kann das zu Schmerzen oder körperlichem Unwohlsein führen. Das ganze Leben kann Angst auslösen. Trauma, Burn-out, Krankheit und chronische Schmerzen sind Symptome eines gestörten Nervensystems.

WIE ÄUSSERT SICH EIN DYSREGULIERTES NERVENSYSTEM?

Dein Körper bewältigt täglich alle möglichen Herausforderungen, Veränderungen, Risiken und Stresssituationen. Aber wenn dein Leben aus den Fugen gerät, weil du unter enormem Stress stehst, zu wenig Schlaf bekommst, deine Ernährung nicht die Nährstoffe liefert, die du brauchst, eine Beziehung in die Brüche geht, du oft isoliert bist oder dich einsam fühlst, du keine Zeit hast, Sport zu treiben – dann kann sich das negativ auf das empfindliche Gleichgewicht deines ANS auswirken: Es kommt zu einer Dysregulation.

Dein Nervensystem ist so individuell wie du selbst. Das bedeutet, dass die Reaktion deines Körpers und deines Gehirns auf Störungen oder Probleme in deinem Nervensystem ebenso individuell sein kann.

Ein dysreguliertes Nervensystem kann sich durch eine Vielzahl von Symptomen bemerkbar machen – von lästigen Kopfschmerzen bis hin zu lebensbedrohlichen Ausfällen.

Typische Symptome eines dysregulierten Nervensystems:

- Überreaktion oder zu geringe Reaktionsfähigkeit
- hohe Empfindlichkeit
- Erschöpfung
- Gedächtnisprobleme
- Verdauungsprobleme
- Schwierigkeiten, sich zu entspannen
- Allergien oder Unverträglichkeiten
- Kopfschmerzen und/oder Migräne
- Übermäßiges Schwitzen

- Schwindel
- Übelkeit
- Schlaflosigkeit (Einschlaf- oder Durchschlafprobleme)
- Unruhe
- Reizbarkeit

Eine Dysregulation des Nervensystems bedeutet, dass dein Körper und dein Geist ständig im Überlebensmodus sind. Das kann sich darin äußern, dass du nervös, in höchster Alarmbereitschaft oder schnell erregbar bist – du witterst überall Gefahren oder fühlst dich bedroht, auch wenn es dafür keinen Grund gibt.

Dein Nervensystem lernt durch Erfahrung. Bestimmte Erlebnisse werden von deinem Nervensystem integriert und als bedrohlich abgespeichert. Das kann sich in Kampf-, Flucht- oder Erstarrungsreaktionen äußern, die dein Leben und deine Beziehungen belasten.

Wie du dir vorstellen kannst, ist es in einem dysregulierten Zustand nicht leicht, sich große Ziele zu setzen – oder davon zu träumen. Alles, was auf dich zukommt, erscheint dir wie ein Eindringling. Das löst heftige Emotionen aus, Angst und überwältigende Gefühle, die vielleicht gar nichts mit dem jeweiligen Reiz zu tun haben, mit dem du konfrontiert bist. Ein dysreguliertes Nervensystem reagiert entweder zu heftig oder zu schwach auf Reize. Meist liegt die Ursache in einer ungelösten oder unverarbeiteten Stressreaktion aus der Vergangenheit.

Eine Dysregulation kann darauf hinweisen, dass das ANS aus dem Gleichgewicht geraten ist. Die Symptome können so stark sein, dass sie die Betroffenen schwächen und ihnen die Bewältigung des Alltags erschweren.

WELCHE FAKTOREN BEEINFLUSSEN DAS NERVENSYSTEM?

Alles in deinem Leben – von deiner Ernährung über die Schlafdauer bis hin zu deinem Fitnessprogramm und allen anderen Lebensgewohnheiten – beeinflusst deinen Körper und wie er funktioniert.

Im Folgenden betrachten wir einige dieser Faktoren im Detail, wie zum Beispiel dysfunktionale Atemmuster, Umweltgifte, Schlafmangel und verarbeitete Lebensmittel. Wir untersuchen, wie sie das Nervensystem beeinflussen und eine Dysregulation verursachen können.

Dysfunktionale Atemmuster

Schätzungen zufolge weisen mehr als 60 Prozent der Menschen, die unter Angstzuständen leiden, dysfunktionale Atemmuster auf. Das bedeutet, dass sie zu schnell, zu flach, unregelmäßig und in die Brust statt in den Bauch atmen, wodurch ihr sympathisches Nervensystem ständig aktiviert wird.

Wenn du schon einmal einem Baby beim Atmen zugesehen hast, ist dir vielleicht aufgefallen, wie sich sein Bäuchlein beim Ein- und Ausatmen sanft auf und ab bewegt. Diese natürliche Zwerchfellatmung bewirkt, dass sich nicht nur der Bauch, sondern oft auch der ganze Körper mit jedem Atemzug hebt und senkt.

Wir beherrschen die Bauchatmung von Geburt an, verlernen sie aber im Laufe unserer Entwicklung. Dies kann verschiedene Ursachen haben: Traumata, chronischer Stress, Angst, Asthma, Infektionen und verschiedene Krankheiten, um nur einige zu nennen. Unabhängig von der jeweiligen Ursache können sich im Laufe des

Lebens chronisch falsche und ineffiziente Atemmuster einschleichen. Dies führt dazu, dass der Zwerchfellnerv buchstäblich »vergisst«, wie man richtig atmet. Mit anderen Worten: Anstatt mit der Zwerchfellatmung tief in den Bauch zu atmen, neigen wir zur Brustatmung, bei der sich nur die Brust hebt und senkt.

Das Zwerchfell zieht sich beim Atmen rhythmisch und kontinuierlich zusammen. Es ist sehr wichtig für die Atmung, auch wenn diese in der Regel unbewusst abläuft. Beim Einatmen spannt sich das kuppelförmige Zwerchfell an und flacht ab. Dadurch weitet sich der Brustraum nach unten, sodass sich die Lungenflügel ausdehnen und mit Luft füllen können. Beim Ausatmen entspannt sich das Zwerchfell, dehnt sich nach oben aus und nimmt wieder seine Kuppelform an. Der Brustraum verkleinert sich, die Lungenflügel werden zusammengedrückt und die Atemluft aus der Lunge gepresst.

Wenn das Zwerchfell nicht durch die Bauchatmung aktiviert wird, entsteht in der Lunge kein Vakuum und sie kann sich nicht vollständig ausdehnen. Das hat zur Folge, dass der Vagusnerv nicht aktiviert wird, die Signale des Vagusnervs weniger effektiv sind und der Vagotonus sinkt.

Falsche Atemmuster können zu einer verringerten Lungenkapazität, Entzündungen und oxidativem Stress führen, was wiederum verschiedene Probleme auslösen kann, wie zum Beispiel Angstzustände, Panikattacken, Schmerzen im unteren Rückenbereich, Atemwegsinfekte und Erschöpfung. Außerdem können Nacken- und Schulterschmerzen, Kopfschmerzen, Migräne und andere Beschwerden auftreten. Im zweiten Teil des Reset-Programms werden wir uns damit beschäftigen, wie du dein Atemmuster optimieren kannst.

Darmgesundheit und bakterielle Überbesiedelung des Darms

Die Darm-Hirn-Achse ist ein faszinierendes, aber noch wenig erforschtes Gebiet der Neurowissenschaften. Es bleibt noch viel zu tun, um zu verstehen, wie das Darmmikrobiom, die Hormone und Botenstoffe die psychische Gesundheit beeinflussen.

Vielleicht hast du schon einmal gehört oder gelesen, dass der Darm auch als zweites Gehirn bezeichnet wird, weil er über 100 Millionen Nervenzellen enthält, die die Darmwand durchziehen. Die Kommunikation zwischen Darm und Gehirn erfolgt hauptsächlich über den Vagusnerv. Diese neuronale Autobahn zwischen Darm und Gehirn wirkt in beide Richtungen und ist wichtig für den Transport von Botenstoffen wie Serotonin. Rund 95 Prozent des Hormons Serotonin, das Gefühle und Stimmungen reguliert, werden im Darm gebildet.

Damit diese Verbindungen zwischen Vagusnerv, Darm und Gehirn gut funktionieren, ist es wichtig, dass sie ausgewogen und gesund sind. Eine solch positive Beziehung entsteht dadurch, dass sie ständig miteinander kommunizieren, ähnlich wie man seinen besten Freunden eine Check-in-Nachricht schickt.

So wie du deinen Freunden mitteilst, was in deinem Leben passiert – die guten, die schlechten und die weniger schönen Dinge –, so tun es auch dein Darm, dein Vagusnerv und dein Gehirn. Wenn es einem dieser Organe nicht gut geht oder es nicht richtig funktioniert, wirkt sich das auf die anderen Organe und Systeme aus. Dann fühlen sich alle ein bisschen neben der Spur. Umgekehrt gilt: Geht es einem Organ richtig gut und es fühlt sich fantastisch, überträgt sich das positiv auf die anderen.

Du kannst diese Verbindung spüren, zum Beispiel, wenn du

Schmetterlinge im Bauch hast. Ob du aufgeregt oder ein Nervenbündel bist, dein Darm spiegelt dir diese Emotionen und Verhaltensweisen wider. Ähnlich ist es, wenn du eine Lebensmittelvergiftung hast und es deinem Darm nicht gut geht. Dann kann es sein, dass du dich im Gehirn benebelt fühlst, insgesamt stagnierst und nichts Positives im Leben siehst.

Das Darmmikrobiom ist ein komplexes Ökosystem aus Billionen von Bakterien, Mikroben, Pilzen und Viren, die die Nahrung verdauen, uns vor Keimen schützen und sogar das Immunsystem regulieren. Das Mikrobiom ist entscheidend für unsere Gesundheit und reagiert sehr empfindlich auf Veränderungen – schon eine kleine Umstellung kann das ganze System beeinträchtigen. Das Gleichgewicht zwischen den Bakterien und Mikroben im Darm kann sich im Laufe der Zeit verändern. Aber auch die Ernährung hat großen Einfluss darauf: Eine westliche Ernährung mit einem hohen Anteil an verarbeiteten Lebensmitteln und Zucker kann das Wachstum ungesunder Bakterien wie E. coli fördern. Auch Umweltfaktoren, Stress, Umweltverschmutzung und Antibiotika können die Zusammensetzung des Darmmikrobioms verändern. Mit zunehmendem Alter verstärken sich diese Faktoren.

Die bahnbrechende SMILES-Studie hat gezeigt, dass die Ernährung einen erheblichen Einfluss auf die psychische Gesundheit hat. In der 12-wöchigen Studie wurde untersucht, wie sich eine modifizierte mediterrane Ernährung, bestehend aus 40 Prozent Kohlenhydraten, 30 Prozent Eiweiß und 30 Prozent Fett, auf Depressionssymptome auswirkt. Bei den Teilnehmer*innen in der Ernährungsinterventionsgruppe gingen die Symptome innerhalb von drei Monaten stärker zurück als bei den Teilnehmer*innen in der Kontrollgruppe, die lediglich soziale Zuwendung erhielten. Ein

Drittel der Teilnehmer*innen in der Ernährungsgruppe erfüllte am Ende der Studie die Kriterien für die Remission einer schweren Depression; von den Teilnehmer*innen in der Kontrollgruppe erreichten nur acht Prozent eine Remission.

Die beeindruckende Remissionsrate in der Ernährungsgruppe unterstreicht die Schlüsselrolle eines ausgewogenen Darmmikrobioms bei der Verbesserung psychischer Erkrankungen wie Depressionen.

Eine Verschiebung des Gleichgewichts im Darmmikrobiom hin zu ungesunden Bakterien kann zu oxidativem Stress führen, der Zellen, Proteine und DNA schädigt und auch den Vagusnerv beeinträchtigt.

Eine bakterielle Überbesiedlung des Darms führt nicht nur dazu, dass das Gehirn die gleichen Empfindungen wie der Darm reproduziert und widerspiegelt, sondern auch zu einer gestörten Kommunikation zwischen Darm und Gehirn. Wenn diese beiden Organe nicht richtig miteinander kommunizieren, können sie weder gut funktionieren noch sich gegenseitig unterstützen, was zu weiteren Problemen im Gehirn und im gesamten Körper führt.

Verarbeitete Lebensmittel

Mehrere Studien haben gezeigt, dass industriell hergestellte Lebensmittel, die zur Verlängerung der Haltbarkeit Emulgatoren und Konservierungsstoffe enthalten, mit einer Zunahme von Entzündungen und Veränderungen des Darmmikrobioms in Verbindung gebracht werden. Dies begünstigt eine Neigung zur Dysbiose, ein Fachbegriff für ein Ungleichgewicht der Mikroorganismen, vor allem der Darmbakterien, die die Darmflora oder das Mikrobiom bilden.

Neuere Forschungen belegen, dass der übermäßige Verzehr von Lebensmitteln mit einem hohen Gehalt an gesättigten Fettsäuren oder Transfettsäuren Entzündungsmarker im Darm und im gesamten Körper aktivieren kann.

Auch für die Produktion von Neurotransmittern im Gehirn ist es wichtig, wie wir uns ernähren. Sind nicht genügend Proteine, Mineralien, Vitamine und andere Nährstoffquellen in der Nahrung enthalten, kann die Fähigkeit des Körpers, die benötigten Botenstoffe in ausreichender Menge zu produzieren, beeinträchtigt sein.

Stress

Es gibt guten Stress und schlechten Stress. Wir brauchen vor allem Ersteren, den Eustress, denn er fördert unsere Weiterentwicklung und unser Wohlbefinden.

Beispiele für Eustress sind unter anderem das Training im Fitnessstudio, das Erkunden fremder Länder, um deren Kultur und Architektur kennenzulernen, die Geburt eines Kindes und das Begleiten seiner Entwicklung zu einem gesunden, glücklichen Erwachsenen sowie der Beginn einer neuen Beziehung und alle damit verbundenen Aufregungen.

Im Gegensatz dazu kann, wie wir bereits wissen, anhaltender und permanenter negativer Stress, genannt Distress, die Kampf-oder-Flucht-Reaktion auslösen oder einen Shutdown. Dies führt zu einem Anstieg von Adrenalin und Noradrenalin im Körper. Noradrenalin ist ein Hormon und ein Botenstoff, der die Herzfrequenz, den Blutdruck, die Körpertemperatur und den Erregungszustand steuert. Es ist auch an der körperlichen Reaktion auf Stress beteiligt, die zu einem Absinken des Acetylcholinspiegels führt. Acetylcholin ist ebenfalls ein Botenstoff und wichtig für Gedächtnis, Lernen, Aufmerksamkeit, Aktivität und unwillkürliche Muskelbewegungen, zum Beispiel Reflexe.

Schlafmangel

Die Bedeutung von ausreichendem Schlaf wird häufig unterschätzt, obwohl Schlafmangel schwerwiegende Folgen haben kann.

Eine gute Nachtruhe ist wichtig für die Regeneration und den Neuaufbau von Körpergewebe, die Reparatur beschädigter Zellen, den Abtransport von Giftstoffen, die Freisetzung von Hormonen und die Produktion von Proteinen.

Du brauchst ausreichend Schlaf, damit dein Gehirn optimal funktioniert. Schlafmangel oder ständige Müdigkeit beeinträchtigen die Genaktivität, die den Tagesrhythmus steuert, schränken deine Leistungsfähigkeit ein und erschweren es dir, Aufgaben zu erledigen und deine Emotionen zu regulieren.

Schlafmangel kann sich auch negativ auf dein Gedächtnis auswirken, da ständige Müdigkeit die Aktivität des Hippocampus, des Gedächtniszentrums im Gehirn, verringert.

Schlafmangel, auch wenn er nur wenige Stunden beträgt, schränkt deine Aufmerksamkeit, deine Handlungs- und Konzentrationsfähigkeit ein. Logisches und problemlösendes Denken fallen schwer. Im zweiten Teil des Reset-Programms werden wir uns damit beschäftigen, wie du besser schlafen kannst.

Alkohol

Alkohol durchdringt die Blut-Hirn-Schranke, die man sich als Schutzbarriere des zentralen Nervensystems vorstellen kann. Sie verhindert, dass schädliche Giftstoffe und/oder Infektionserreger ins Gehirn gelangen.

Da Alkohol die Blut-Hirn-Schranke so leicht überwinden kann, gelangt er relativ schnell in verschiedene Bereiche des Körpers. Alkohol hat weitreichende Auswirkungen auf das Gehirn. Im Allgemeinen wirkt Alkohol dämpfend auf das zentrale Nervensystem und verlangsamt physiologische Prozesse, wodurch man sich entspannter, schläfriger und weniger gehemmt fühlt.

Alkohol hat schwerwiegende Auswirkungen auf das Gehirn: Das Hirngewebe schrumpft, Gehirnzellen sterben ab, und über einen längeren Zeitraum hinweg werden die kognitiven Fähigkeiten und das Gedächtnis stark beeinträchtigt.

Umweltgifte

Umweltgifte sind ein unangenehmer, aber unvermeidbarer Bestandteil des Lebens im 21. Jahrhundert. Sie finden sich in Pestiziden, Herbiziden, als hormonaktive Stoffe wie Phthalate und Bisphenol A in Kunststoffen, in Schwermetallen, in der Luft, im Zigarettenrauch, in Verdampfern, stark verarbeiteten Lebensmitteln, Duftstoffen und sogar in einigen verschreibungspflichtigen Medikamenten.

Neuere Studien haben die besorgniserregende Zahl von 200 Chemikalien im Nabelschnurblut von Neugeborenen nachgewiesen.

Aufgrund unzureichender Kennzeichnung und Sicherheitsprüfungen können diese Giftstoffe ungehindert unser Nervensystem schädigen. Sie können kognitive und neurologische Funktionen beeinträchtigen, die Fruchtbarkeit schädigen, Gewichtsveränderungen, Autoimmunerkrankungen wie Ekzeme auslösen und den Blutzuckerspiegel verändern.

Dysregulation ist im Wesentlichen ein Ungleichgewicht zwischen den Zweigen des Nervensystems und tritt häufig dann auf, wenn die Kampf-oder-Flucht-Reaktion oder der Erstarrungszustand dominiert und das ventral-vagale System nicht für Ruhe und Entspannung sorgen kann.

Dysregulationen sind in unserer modernen Gesellschaft allgegenwärtig, sei es im stressigen Berufsverkehr oder durch die Umweltgifte, denen wir ausgesetzt sind. Körper und Gehirn befinden sich im permanenten Kampf-Modus, der kontinuierlich an unseren Kräften zehrt. Die Regulation des Nervensystems ist ein fortlaufender Prozess, der uns bewusst macht, wann wir in einem Zustand der Über- oder der Untererregung sind, und der uns Mittel und Möglichkeiten an die Hand gibt, um uns entweder vom Kampf-oder-Flucht-Modus herunterzuregulieren oder uns aus dem dorsal-vagalen Modus hochzuregulieren, um das gesamte Nervensystem wieder in den sicheren Zustand des ventral-vagalen Systems zu bringen.

Wir müssen uns unserer Lebensgewohnheiten und unserer Umwelt bewusst sein, sonst gerät unser Nervensystem aus dem Gleichgewicht. Im zweiten Teil werden wir uns mit verschiedenen praktischen und effektiven Veränderungen unserer Lebensweise beschäftigen, um ein Umfeld zu schaffen, das sich positiv auf unser Nervensystem auswirkt.

Je intensiver du die im Reset-Programm beschriebenen Techniken anwendest, desto widerstandsfähiger wird dein Nervensystem. Du wirst feststellen, dass du nicht mehr so heftig oder dramatisch reagierst, wenn dich etwas triggert. Dein Körper und dein Geist werden lernen, auf deine Fähigkeit zu vertrauen, dich sanft in einen entspannten, geerdeten Zustand zurückzuführen.

4
HÖR AUF DEINEN KÖRPER

Im Alter von 18 Jahren fühlte ich mich völlig verloren. Jeder Teil meines Körpers und meiner Psyche fühlte sich für mich so fremd an, als würde ich schlafwandeln. Ich fühlte mich wie ein Gestaltwandler aus einem Fantasyroman. Wenn es darauf ankam, konnte ich ein Lächeln aufsetzen und meinen Charme spielen lassen, um bestimmte Situationen zu überstehen, aber wenn ich nach Hause kam, fiel ich wie ein Häufchen Elend zusammen.

Früher habe ich Sport geliebt, aber als ich älter wurde, vergaß ich, wie toll ich mich dabei fühlte, und hörte auf. Bis ich eines Tages an einem Mixed-Martial-Arts-Studio (MMA-Studio) vorbeifuhr.

Ich war schon oft daran vorbeigefahren und hatte den Wunsch verspürt, hineinzugehen, aber meine Angst hielt mich jedes Mal davon ab, auch nur einen Fuß hineinzusetzen. Aber an diesem Tag beschloss ich aus irgendeinem Grund, sofort anzuhalten. Genau! Ich würde jetzt da reingehen! Ich saß etwa 20 Minuten im Auto und überlegte mir alle Fluchtmöglichkeiten, falls etwas fürchterlich schieflaufen sollte. Dann atmete ich tief durch, stieg aus und ging in die Trainingshalle.

Unbeholfen stand ich vor der Dame am Empfang und meldete mich für einen Schnupperkurs am nächsten Tag an. Alle Alarmsirenen in meinem Körper heulten laut: *Hau ab, hier gehörst du nicht hin,* aber diesmal hielt ich ausnahmsweise stoisch an meinem Entschluss fest. Ich hatte so lange auf diese negativen Stimmen in meinem Kopf gehört, und obwohl ich noch nie so verloren und verzweifelt war wie in diesem Moment, wusste ich, dass sich etwas ändern musste.

Als ich am nächsten Tag ankam, schwitzte ich schon, bevor der Kurs überhaupt begonnen hatte. Ich war die einzige Frau und fühlte mich extrem unwohl. Das Aufwärmen war eine Herausforderung, mein ganzer Körper kribbelte, und ich rang nach Luft. Doch als es auf die Matte ging, gelang es mir zum ersten Mal seit meiner Kindheit, genauer gesagt seit einer Taekwondo-Stunde in meinem sechsten Lebensjahr, einen präzisen Schlag auszuführen.

Irgendetwas an dieser Bewegung legte in meinem Gehirn einen Schalter um. Es fühlte sich gut an. Richtig gut. Hatte ich das wirklich gut gemacht? Definitiv nicht. Aber mein Körper reagierte auf eine Weise, die einem Aufatmen gleichkam. Meine Muskeln spannten und entspannten sich, die Milchsäure sammelte sich an, und die Wirkung des Schlages durchströmte mich von der Faust bis zu den Zehen.

Zum ersten Mal seit vielen Jahren fühlte ich mich wieder mit meinem Körper verbunden, und zum ersten Mal seit fast zehn Jahren antwortete mein Körper mit einem klaren »Ja«.

Erschöpft, mit hochrotem Gesicht und ausgelaugt beendete ich den Kurs mit einer Ruhe und Klarheit im Kopf, die mich fast erschreckte. Ich hatte keinen Pfennig Geld, also schöpfte ich meine Kreditkarte aus, um ein Paar Handschuhe zu kaufen und die Kosten für einen Monat Training zu bezahlen, für danach würde ich mir was überlegen.

Ich wusste nur, dass ich durch Zufall etwas entdeckt hatte, das mein Denken, meinen emotionalen Zustand und meine Sicht auf die Welt um mich herum radikal veränderte. Ich wollte verstehen, warum und wie etwas so Einfaches einen größeren Einfluss auf meine psychische Gesundheit haben konnte als die zehn Jahre Therapie, die bereits hinter mir lagen. Die Neugier, die an jenem Tag in mir geweckt wurde, führte letztlich dazu, dass ich mich an der Universität einschrieb, um Psychologie zu studieren.

Das war mein erster Schritt in Richtung Genesung. Ich *fühlte* mich zum ersten Mal seit langer Zeit wieder gut und wusste, dass ich es einfach tun musste; ich hatte gar keine andere Wahl.

KÖRPER UND GEIST ZURÜCKEROBERN

Musst du jetzt mit Kampfsport anfangen, um dir deinen Körper und Geist zurückzuerobern? Nein! Das ist sicher nicht für jeden das Richtige. Aber ich möchte mit meiner Geschichte zeigen, dass dieser Prozess damit beginnt, sich wieder mit seinem Körper zu verbinden, ihn wieder zu *spüren.*

Das allmähliche Wahrnehmen, Annehmen und Verstehen deiner körperlichen Empfindungen ist ein langer Weg, der einige Zeit in Anspruch nehmen kann. Ich vergleiche den Prozess, die Beziehung zum eigenen Körper wiederherzustellen und zu pflegen, mit dem Beginn einer neuen Beziehung: Wir lernen einen neuen Menschen kennen und geben ihm Raum, um seine wahren Gefühle kennenzulernen. Es braucht Zeit und deine Neugier, um eine Beziehung zu deinem Körper zu entwickeln. Dazu gehört, dass du vorsichtig erkundest, welche Teile deines Körpers sich sicher oder sogar gut anfühlen. Wenn du genau hinhörst, kannst du die feinen Hinweise und die nonverbalen Impulse deines Körpers wahrnehmen.

Wenn du dauerhaft von dir selbst abgekoppelt bist, hat das erhebliche Auswirkungen auf deine seelische und körperliche Gesundheit sowie auf deine Beziehungen. Du fühlst dich einsam und isoliert, obwohl du von anderen Menschen umgeben bist. Dieses schreckliche Gefühl scheint nie mehr zu verschwinden.

Die zunehmende Distanz zwischen Körper und Geist verschlimmert die ohnehin schon unerträglichen psychischen Probleme, und du verharrst in selbstzerstörerischen Verhaltens- und Denkmustern.

Wir nehmen uns nicht mehr als die Person wahr, die wir wirklich sind, und die eigentlich einfachen Dinge, die wir für uns selbst tun – wie täglich ausreichend Wasser zu trinken und gesunde Lebensmittel zu essen, um unseren Körper zu nähren –, entgleiten uns. Auf den ersten Blick mögen dies Kleinigkeiten sein, aber über Monate und Jahre hinweg können chronische Dehydrierung und unzureichende Ernährung zu ernsthaften Gesundheitsproblemen wie Bluthochdruck, Herz-Kreislauf-Erkrankungen und einem geschwächten Immunsystem führen.

Fehlende Bindung kann zum Verlust von Kommunikation und Nähe führen, was wiederum Entfremdung und Isolation von nahestehenden Menschen zur Folge hat. Sie kann auch zum Zerfall sozialer Netzwerke beitragen, die in schwierigen Zeiten oft eine wichtige psychische und physische Stütze darstellen.

Ist die Verbindung zu uns selbst gestört, fällt es uns schwerer, Entscheidungen zu treffen, unsere eigenen Werte zu kennen und danach zu handeln, unsere Bedürfnisse auszudrücken und unsere Ziele zu verfolgen. Wir verlieren das Vertrauen in uns selbst und sind unsicher, wie wir uns in der Welt zurechtfinden sollen.

Rückeroberung kann alles umfassen, vom materiellen Besitz bis hin zu Aspekten der eigenen Identität. Im Zusammenhang mit unserem Thema ist es der radikale Prozess, dir wieder die Teile deines Selbst zu eigen zu machen, die du verloren hast oder die dir genommen wurden. Ohne dein natürliches Selbstvertrauen hast du dich vielleicht klein gemacht, hast deine Kreativität eingebüßt oder den Sinn deines Lebens aus den Augen verloren. Gleichzeitig ist es ein wunderbarer Prozess, denn du entdeckst deine Kraft und deine Handlungsfähigkeit wieder, nachdem du dich vielleicht manchmal ohnmächtig, hilflos oder verloren gefühlt hast.

Das Zurückerobern ist ein radikaler Prozess. Denn in einer Welt, in der wir uns minderwertig, nicht gut genug oder angeknackst fühlen, holen wir uns die Macht und Kontrolle über alle Teile unserer Persönlichkeit, über unseren Heilungsweg und über alles, was uns wichtig ist, wieder zurück – unabhängig von unserer Geschichte oder unseren früheren Erfahrungen.

Selbstvertrauen ist eine Grundvoraussetzung für persönliche Entwicklung und für die Wiederherstellung deiner Bindungsfähigkeit. Mangelndes Selbstvertrauen untergräbt dein Selbstwertgefühl im Umgang mit anderen und deine Beziehungen, du fühlst dich unsicher und hast Angst, allein gelassen und zurückgewiesen zu werden.

Um deine Bindungsfähigkeit wiederherzustellen, brauchst du ein stabiles Selbstvertrauen. Dazu gehört, dass du deine Werte, Bedürfnisse und Ziele verstehst und lernst, deinem eigenen Urteilsvermögen und deiner Intuition zu vertrauen.

Im zweiten Teil des Buches werden wir verschiedene Techniken kennenlernen, die dir helfen, wieder eine tiefe Verbindung zu deinem Körper und deinem Geist herzustellen und ein starkes

Selbstvertrauen aufzubauen. Doch zuerst müssen wir verstehen, warum die Verbindung zum Körper so kraftvoll ist und welche Rolle er für unsere psychische Gesundheit spielt.

Die Körper-Geist-Verbindung

Warst du schon mal so nervös, dass deine Hände gezittert haben? Oder bist vor Angst erstarrt? Vielleicht konntest du auch schon mal vor lauter Sorgen nachts nicht schlafen.

Deine Emotionen haben Einfluss auf deinen Körper, deine verschiedenen körperlichen Empfindungen, dein Verhalten und deine Körperprozesse.

Emotionalen Schmerz spüren wir tief in unserem Körper. Nach einer schwierigen Trennung oder einem schweren persönlichen Verlust hast du vielleicht wirklich Herzschmerzen empfunden. Oder du warst wegen eines bevorstehenden schönen Ereignisses aufgeregt oder aus anderen Gründen nervös und hast die berühmten Schmetterlinge im Bauch gespürt.

Durch komplexe Systeme besteht eine starke Wechselwirkung zwischen Körper und Geist. Diese Verbindung macht dich zu einem Ganzen und verschafft dir ein eindrucksstarkes Erleben als Mensch. Dein Geist und dein Körper sind nicht unabhängig voneinander, wie man früher vielleicht mal glaubte. Ihre Verbindung ist das, was dich ausmacht – deine Gedanken, dein Verhalten, deine Einstellungen und Überzeugungen – und was letztendlich bestimmt, wie du dein Leben gestaltest, welche Entscheidungen du triffst und wie gesund du bist.

Die wissenschaftlichen Grundlagen der Körper-Geist-Verbindung

Was kommt dir beim Wort »Verbindung« als Erstes in den Sinn? Vielleicht denkst du an ein Netzkabel, das ein Gerät mit einer Steckdose verbindet, oder an elektrischen Strom, der durch zwei Kontakte fließt. Was auch immer deine Antwort ist, sie ist wahrscheinlich ziemlich weit entfernt von der Vorstellung, aufs Innigste mit dir selbst verbunden zu sein.

Doch genau darum geht es: Dein Körper ist dein bester Freund und dein Gehirn sein ewiger Vertrauter. Beide sorgen gemeinsam dafür, dich am Leben, glücklich und gesund zu halten. Was wäre, wenn sie nicht zusammenarbeiten würden? Stell es dir so vor, als ob du verzweifelt nach einer Steckdose zum Aufladen deines Handys oder für deinen Laptop suchen würdest.

Wie bereits erwähnt, gibt es eine Wechselwirkung zwischen Körper und Geist: Unser psychischer Zustand wirkt sich auf den Körper aus und umgekehrt. Dies hat Einfluss auf unsere Gesundheit und den Verlauf von Krankheiten. Auch wenn wir nicht immer zuhören, kommunizieren unser Körper und Geist ständig miteinander. Daher ist die Verbindung zwischen ihnen für die Erhaltung unserer Gesundheit von grundlegender Bedeutung.

Um diese Verbindung und ihre Auswirkungen auf unser Verhalten, unsere Gefühle und Emotionen besser zu verstehen, müssen wir wissen, wie Körper und Geist miteinander verbunden sind.

Das Gehirn ist ein erstaunliches und komplexes Organ, das auch als Kommandozentrale des Körpers oder menschlicher Supercomputer bezeichnet wird. Doch es ist weit mehr als eine Maschine – es steht in enger Verbindung mit dem Körper.

Noch wissen wir nicht ganz genau, wie die Kommunikation

zwischen Körper und Geist abläuft, aber die Wissenschaft forscht intensiv daran.

Als Kommandozentrale sorgt dein Gehirn dafür, dass du Gedanken, Überzeugungen, Einstellungen und Gefühle entwickeln kannst. Wir nennen es auch unseren Geist.

Hormone und Neurotransmitter, die als chemische und physische Botenstoffe wirken, ermöglichen die Kommunikation innerhalb des Gehirns, aber auch den Austausch zwischen Gehirn und Körper.

Stress, Angst, Depressionen und andere psychische Zustände können sich auf die Funktion der Organe auswirken.

Immer mehr wissenschaftliche Studien belegen, dass Hormone und Neurotransmitter, die an Emotionen beteiligt sind, sich auch auf unseren Körper auswirken, indem sie Blutdruck, Herzfrequenz, Schlafmuster, Appetit und Schlafqualität regulieren.

Eine medizinische Studie von David Spiegel, dem Leiter des Psychological Research Laboratory an der Stanford University, veranschaulicht diesen Zusammenhang zwischen Körper und Geist auf wunderbare Weise: Demnach lebten Frauen mit Brustkrebs, die an einer Achtsamkeits-Gruppentherapie teilnahmen, länger, hatten weniger Schmerzen und insgesamt eine höhere Lebensqualität.

Weitere Forschungen haben gezeigt, dass Stress die Abwehrkräfte unseres Körpers gegen Infektionen, Krankheiten und Beschwerden beeinträchtigt, weil sich die Funktion der Blutzellen verändert. Zunehmender Stress führt zu einer verminderten Immunreaktion der weißen Blutkörperchen, infizierter Zellen und Krebszellen. Studien an Menschen mit Angstzuständen und Depressionen haben auch erhöhte Entzündungsmarker festgestellt, die die Wundheilung des Körpers beeinträchtigen.

Wenn du diese wichtige ganzheitliche Sichtweise von Körper und Geist als Einheit verstehst und wertschätzt, wird es dir gelingen, alle Aspekte deines Selbst zu integrieren. Sie gibt dir den Schlüssel zu den eigentlichen Ursachen von Problemen, anstatt nur die Symptome oder Erscheinungsformen zu betrachten und ein Pflaster darauf zu kleben.

Die ganzheitliche Perspektive ist keine neue Erkenntnis, sie existiert seit Jahrtausenden und findet sich in vielen Kulturen. Während sich die westliche Welt mit der Vorstellung einer Verbindung von Körper und Geist schwertut, betonen der Buddhismus und östliche Traditionen wie Ayurveda, dessen Ursprünge auf die vedischen Systeme Indiens zurückgehen, seit jeher die Wechselwirkung zwischen beiden.

Die Rückbesinnung auf die alten Lehren von der Verbindung zwischen Körper und Geist setzt sich allmählich auch in der westlichen Welt durch. Wir erkennen nicht nur die Bedeutung dieser Verbindung, sondern stellen sie auch wieder her: Die Beziehung zum eigenen Körper ist der Weg zur Ganzheit.

PSYCHOTHERAPEUTISCHE VERSORGUNG IM WANDEL

Kannst du dich daran erinnern, wer oder was dir in Zeiten von Angst, Sorge, Trauer oder Depression geholfen hat, dich besser zu fühlen?

Ich habe mich in meinen dunklen Momenten nur selten durch Worte allein wirklich unterstützt gefühlt. In den dunklen, schweren Zeiten der Depression zum Beispiel hat mir oft die Gesellschaft von Menschen, bei denen ich mich sicher fühlte, am meisten geholfen. Allein ihre Anwesenheit war tröstlich, ohne dass es vieler Worte bedurfte.

Genauso war es bei Angst- und Panikattacken. Dann empfand ich Berührungen als sehr erdend und beruhigend. Eine innige Umarmung war wie ein klar definierter Raum, in dem ich Halt fand. Sie war real und sicher und brachte mich zurück in den ventral-vagalen Zustand der Verbundenheit.

In Zeiten der Trauer trösteten mich Menschen oder Dinge, die mir den Raum und die Sicherheit gaben, meine Gefühle ausdrücken zu können. Wenn ich dann in Erinnerungen schwelgte oder etwas betrachtete, das mich daran erinnerte, was oder wen ich verloren hatte, schüttelten heftige Weinkrämpfe meinen Körper.

Durch diese ekstatische Bewegung verwandelte sich der innerste Kern meines körperlichen Erlebens von dem einen Zustand in ein manchmal nur flüchtiges Gefühl von einfach etwas anderem – eine erstaunliche, aber unschätzbare Entdeckung.

All diese intensiven Erfahrungen hatten eines gemeinsam: Sie kamen ohne Worte aus. Worte können nicht annähernd das Gefühl vermitteln, wie es sich anfühlt, die Kontrolle über sich selbst verloren zu haben.

Und obwohl unsere Gesellschaft immer offener und mitfühlender mit psychischen Problemen umgeht, hören wir immer wieder die gleiche Leier: »Du musst nur darüber reden.«

Gesprächstherapie: nur ein Pflaster, keine Lösung

Psychotherapeutische Versorgung hat viele Formen und Dimensionen. Die Gesprächstherapie bietet einen sicheren Raum, in dem Klient*innen ihre Gefühle und Erfahrungen ausdrücken und verarbeiten können, ohne befürchten zu müssen, verurteilt zu werden.

In der Gesprächstherapie können Denkmuster und Verhaltensweisen hinterfragt und im Hinblick auf ihre möglichen Auswirkungen auf die psychische Gesundheit analysiert werden. Dies kann dazu beitragen, dass Klient*innen besser verstehen, wie ihre Gedanken und Überzeugungen über sich selbst und die Welt ihre emotionalen Reaktionsmuster oder ihr Verhalten beeinflussen. Ein Nachteil der Gesprächstherapie besteht darin, dass sie oft zu allgemein ist und zu wenig auf die individuellen Besonderheiten und Lebensumstände eingeht.

In den USA ist dies zum Teil auf die standardisierten Methoden in der psychotherapeutischen Versorgung zurückzuführen, zum Beispiel auf die Anwendung des *Diagnostic and Statistical Manual of Mental Disorders (DSM),* eines Klassifikationssystems der American Psychiatric Association mit standardisierten Kriterien für die Diagnose psychischer Störungen. Das DSM wird häufig dafür kritisiert, zu allgemein ausgerichtet zu sein und individuelle oder kulturelle Unterschiede zwischen den Klient*innen zu ignorieren oder zu vernachlässigen. So kann ein Hausarzt zum Beispiel eine Depression allein aufgrund der Symptome diagnostizieren, ohne die Ursachen oder den jeweiligen Kontext zu berücksichtigen.

Außerdem kann es sehr lange dauern, bis eine Gesprächstherapie zu Ergebnissen führt. Dies gilt insbesondere für Menschen mit Traumata oder anderen Problemen, mit denen sie sich erst auseinandersetzen müssen, bevor sie sich sicher genug fühlen, um ein Gespräch zu führen.

Für Menschen, die Traumata, Ängste und anhaltenden Stress erlebt haben, kann es schwierig sein, mit ihren Gefühlen auf eine wirklich heilende Weise umzugehen. Anstatt zu fühlen, was sie erlebt haben, versuchen sie vielleicht, die Emotionen intellektuell zu verarbeiten, indem sie über das Erlebte sprechen oder es aufschreiben, was lange Zeit der vorherrschende Ansatz war. Die Intellektualisierung von Emotionen wirkt wie ein Schutzmechanismus, da Worte oft den Zugang zu den Emotionen im limbischen System des Gehirns blockieren können. Wenn wir keinen Zugang zu unseren Emotionen haben, fühlen wir uns von uns selbst und von anderen abgeschnitten. Die Fähigkeit, uns mit unseren Emotionen zu verbinden, schafft auch eine Verbindung zu unserer Umwelt.

Vielleicht solltest du darüber nachdenken, was du erreichen willst, wenn du deinen Verstand einsetzt, um deinen emotionalen Schmerz aufzulösen. Unterbewusst ist das eigentliche Ziel oft, den Schmerz überhaupt nicht zu fühlen und gleichzeitig das Gefühl zu haben, etwas dagegen zu tun. Der effektivste Weg, dies zu erreichen, ist, viele verschiedene Probleme zu entdecken – und die vermeintlichen Lösungen dazu.

So war es auch bei mir – ich hing in einer Endlosschleife fest, auf der Suche nach dem, was ich für das eigentliche Problem hielt. Alle externen Probleme, angefangen vom Stress bei den Hausaufgaben, Teenie-Freundschaften und Schulhofdramen, über meine Eltern und Lehrer*innen, die mich nicht »verstanden«, Leute, die in die Glotze schauten oder zu laut redeten, bis hin zu bestimmten Einschränkungen und Verboten, mussten meiner Meinung nach gelöst werden, damit ich mich besser oder zumindest anders fühlen konnte. Doch je mehr ich versuchte, diese Probleme zu lösen und aus meinem Leben zu entfernen, desto mehr neue Probleme tauchten auf und desto schlechter ging es mir.

Diese Lösungen geben uns das Gefühl, etwas zu tun, und lindern für einen kurzen Moment die belastenden Gefühle von Angst, Wut,

Einsamkeit und Traurigkeit. Aber gibt es wirklich eine langfristige Lösung für Verlust und Trauer? Glaubst du, du findest eine Lösung für das brennende Gefühl der Wut, das durch einen tiefen Schmerz verursacht wurde? Kannst du dein Erleben von Angst, Depression oder anhaltendem Stress in nichts auflösen?

Wenn du deine Erfahrungen intellektuell verarbeiten und in Worte fassen kannst, wirst du dann zum Kern deiner Emotion vordringen und dich in Richtung Heilung bewegen? Oder lernst du eher, geschickt eine Geschichte über dich selbst zu erzählen? Mit anderen Worten: Kannst du den lauten, intellektuellen Teil deines Gehirns, der dich schützen will, soweit zum Schweigen bringen, dass du in der Lage bist, die Teile deines Gehirns, deines Körpers und deines Nervensystems, die den Stressreaktionszyklus einer Erfahrung noch nicht erfolgreich verarbeiten und abschließen konnten, zu hören, zu fühlen und mit ihnen in Verbindung zu treten?

Was geschieht, wenn du zum ersten Mal über deine Emotionen sprechen sollst und deine Gefühle überwältigen dich? Wahrscheinlich baust du eine schützende Barriere zwischen deiner ursprünglichen emotionalen Verletzung und dem damit verbundenen Schmerz auf. Auch dies hindert dich daran, Zugang zu deiner Erfahrung zu finden und sie auf eine heilende oder heilsame Weise zu verarbeiten, also die Emotion zu erkennen, zu fühlen und dann zu integrieren.

Dein Verstand wird immer versuchen, dich vor dem zu schützen, was er für zu schmerzhaft hält. Das ist gut gemeint, führt aber oft zu mehr Schmerz, emotionalem Leid und Frustration, wenn ein Problem nicht gelöst werden kann.

Mit ausdrucksstarken Worten über emotionale Erfahrungen zu

sprechen, ist ein wunderbarer und notwendiger Teil des Heilungsprozesses – aber eben nur ein Teil des Puzzles. Als isolierte Therapieform hat es nicht die Tiefe und die Kraft, um emotionalen Schmerz so erfolgreich zu behandeln, dass eine Erfahrung sicher verarbeitet und losgelassen werden kann. Worte können uns nur bis zu einem gewissen Grad helfen, Erfahrungen zu verstehen und zu verarbeiten.

Glücklicherweise hat das digitale Zeitalter im Bereich der psychischen Gesundheit zu einer größeren Vielfalt und zur Entwicklung neuer wissenschaftlicher Theorien und Praktiken geführt. Da viele Menschen nach ganzheitlichen Ansätzen für ihre psychische Gesundheit suchen, werden Alternativen zur traditionellen Gesprächstherapie immer wichtiger.

Um von den Vorteilen der Gesprächstherapie profitieren zu können, ist es vielleicht besser, dich am Anfang deiner Heilungsreise auf neue Weise mit blockierten, schmerzhaften Emotionen auseinanderzusetzen – angefangen bei deinem Körper. Um wirklich heil zu werden und Muster zu verändern, musst du tiefer in die somatische Ebene eintauchen.

Somatische Therapie

Somatische Therapie ist ein Sammelbegriff für verschiedene körperorientierte Therapieansätze, die sich auf die Wechselwirkung zwischen Körper und Geist und die Bedeutung der Körpererfahrung für die Heilung emotionaler Traumata und das allgemeine Wohlbefinden konzentrieren.

Der österreichische Psychoanalytiker Wilhelm Reich (1897–1957) war maßgeblich an der frühen Entwicklung und Etablierung der

Körpertherapie als Behandlungsmodell beteiligt. Sie basiert auf Reichs Idee, dass sich Schmerz und Trauma in Form von Muskelverspannungen manifestieren, ebenso in den Faszien, dem Bindegewebe des Körpers.

Die Somatische Therapie ist sehr effektiv, da sie den Körper als Werkzeug betrachtet, um emotionale Traumata zu verstehen und zu heilen. Im Mittelpunkt steht das Zusammenspiel von Geist, Körper und Emotionen. So sind Emotionen direkt mit unseren körperlichen Empfindungen verbunden: Auf Angst reagieren wir zum Beispiel mit Bauchschmerzen oder Durchfall.

Zu den gängigsten der zahlreichen und vielfältigen Therapiemethoden gehören Körperwahrnehmung, Bewegung, Berührung. In der Körperwahrnehmung lernen die Patient*innen, sich ihrer körperlichen Empfindungen und Emotionen stärker bewusst zu werden, während durch Berührung wie Massage oder Akupressur und Bewegungstechniken wie Yoga oder Tanz körperliche Spannungen gelöst und emotionale Heilung gefördert werden.

Die Somatische Therapie konzentriert sich darauf, wie wir uns selbst in Bezug auf unsere Umwelt wahrnehmen, wie wir mit unseren Emotionen auf andere reagieren und wie diese Emotionen durch vergangene Traumata beeinflusst wurden.

Sowohl die Polyvagal-Theorie als auch die verschiedenen körperorientierten Therapieformen betonen die Bedeutung der Verbindung zwischen Körper und Geist und die Auswirkungen, die emotionale Traumata auf die körperliche Gesundheit haben können. Durch die Berücksichtigung der körperlichen, emotionalen und kognitiven Aspekte von Trauma bieten diese Therapien einen leicht verständlichen Heilungsansatz und markieren eine neue Phase in der psychotherapeutischen Versorgung. Sie betrachten den Menschen mit all seinen Erfahrungen als Ganzes und verfolgen einen Bottom-up-Therapieansatz zur Bewältigung von Problemen wie Angst, Trauma und Stress.

Bottom-up-Ansätze sind nicht neu – sie bilden die Grundlage für jahrtausendealte Methoden zur Förderung des Wohlbefindens, wie zum Beispiel Yoga. Übersetzt bedeutet *bottom up* »von unten nach oben«, gemeint ist in diesem Fall vom Unbewussten zum Bewussten hin. Derzeit werden diese Ansätze für die psychotherapeutische Versorgung wiederentdeckt. Sie unterscheiden sich deutlich vom konventionellen Top-down-Ansatz, dem die meisten klassischen Gesprächstherapien folgen und der die Gegenrichtung einschlägt: gemäß *top down* »von oben nach unten«, vom Bewussten zum Unbewussten.

Wissenschaftlich ausgedrückt: Kognitive oder mentale Prozesse, also unser Denken, wenden eine Top-down-Verarbeitung im präfrontalen Kortex des Gehirns an. Der Top-down-Ansatz geht davon aus, dass die Art und Weise, wie wir Informationen interpretieren und sie nutzen, unsere Gefühle und unser Verhalten beeinflusst. Mit anderen Worten, dieser Ansatz versucht, das Verhalten einer Person zu ändern, indem er ihre Denkweise verändert. So zielt zum Beispiel die kognitive Verhaltenstherapie (KVT) darauf ab, problematische Denkmuster zu erkennen und bewusst zu verändern.

Bottom-up-Methoden setzen dagegen bei körperlichen Empfindungen und Bewegungen an. Die Wahrnehmung von Sinnesinformationen aus der äußeren und inneren Umgebung bildet die Grundlage dafür, wie der Körper dem Gehirn mitteilt, ob eine Situation sicher oder unsicher ist. Diese Prozesse laufen weitgehend unbewusst ab, das heißt, sie werden nicht vom präfrontalen Kortex beeinflusst. Der Bottom-up-Ansatz lehrt, die Weisheit unseres

Körpers zu verstehen und wie Bewegung dazu beitragen kann, die in den Faszien gespeicherten Emotionen freizusetzen. Da es schwierig sein kann, sich bewusst an ein Trauma zu erinnern, konzentriert sich der Bottom-up-Ansatz bei der Verarbeitung traumatischer Erfahrungen auf den Körper und nicht auf den Verstand.

Körperzentrierte Therapieformen und die Polyvagal-Theorie setzen zu Beginn einer Heilungsreise vor allem auf Bottom-up-Methoden, das heißt, sie beginnen auf der Ebene der körperlichen Empfindungen, um von dort aus Zugang zu den Emotionen zu finden. Durch das bewusste Erleben des Körpers sind kognitive Prozesse leichter zugänglich, weshalb sich in Bottum-up-Ansätze auch Top-down-Methoden integrieren lassen, um Probleme von zwei Seiten anzugehen.

Durch die Somatische Therapie lernst du, körperliche Spannungen abzubauen, Emotionen zu regulieren und mehr Selbstvertrauen und Selbstbewusstsein zu entwickeln. Das Reset-Programm im zweiten Teil basiert auf körperorientierten Methoden und auf der Polyvagal-Theorie. Es ist ein integrativer und ganzheitlicher Ansatz zur Heilung und Bewältigung von Angst, Posttraumatischer Belastungsstörung, chronischem Stress und Trauma.

Durch Somatische Therapie das Gefühl der Sicherheit zurückerobern

»Wie der Körper den Schrecken festhält« beschreibt der renommierte niederländische Psychiater und Traumaexperte Bessel van der Kolk in seinem Bestseller *Das Trauma in dir*. Im Wesentlichen bedeutet dies, dass dein Körper vergangene Erfahrungen speichert, um dich im Hier und Jetzt zu schützen.

In der Somatischen Therapie umgehst du deine kognitiven Prozesse und verbindest dich intuitiv mit dir selbst und mit deiner inneren Weisheit, anstatt deine Erfahrungen zu analysieren.

Weil der Verstand so mächtig ist, versperrt er uns den Zugang zu bestimmten Aspekten schmerzhafter Erfahrungen und zu inneren Anteilen, weil uns das vielleicht überfordern würde oder wir damit allein nicht umgehen können. Du kannst zum Beispiel mit Freunden über deine Probleme sprechen oder eine abwechslungsreiche Reise unternehmen und Spaß haben. Aber wenn du dich nicht um deinen Körper kümmerst, werden dir diese Ablenkungen keinen inneren Frieden bringen, weil du damit nur einen kleinen Teil der tieferen Ursache oder Spannung erreichst, die dein Problem ausgelöst hat.

In Kapitel 6 lernst du mit Atem- und Bewegungsarbeit zwei Methoden kennen, mit denen du Gehirn, ANS und Vagusnerv so herunterregulieren kannst, dass sie weniger nach Gefahren suchen, weniger ängstlich und weniger gestresst sind.

In dem Moment, in dem du dich sicher und geborgen fühlst, kannst du vielleicht auf vergangene Erfahrungen zurückblicken, die die Überlebensreaktionen deines Körpers aktiviert haben. Je sicherer du dich in deinem Körper fühlst, desto präsenter und geerdeter bist du in diesem Prozess. Du hast einen Anker im gegenwärtigen Moment und kannst jederzeit dorthin zurückkehren, wenn du verzweifelt oder überfordert bist.

Bei der Traumabewältigung durch Somatische Therapie geht es nicht darum, das Trauma zu verstehen oder zu erklären, warum du es erlebst – du kannst es auflösen, ohne zu wissen, woher es kam.

EROBERE DEINEN KÖRPER ZURÜCK

Als ich 2003 nach meinem Achterbahnunfall aus dem Krankenhaus entlassen wurde, wollte ich einfach nur wieder Kind sein, aber mein Körper hatte andere Pläne. Nicht nur, dass ich ein geschädigtes Herz hatte, was dazu führte, dass meine Herzfrequenz ständig erhöht war, ich machte auch völlig neue körperliche Erfahrungen.

Jedes Mal, wenn ich einen Film oder eine Fernsehsendung sah, in denen rasante Verfolgungsjagden oder Unfälle gezeigt wurden, oder auch wenn ich nur mit meiner Familie im Auto saß und wir mit normaler Geschwindigkeit fuhren, reagierte mein Körper mit einer intensiven, tief sitzenden Angst. Meine Herzfrequenz stieg auf über 200 Schläge, und ich spürte, wie sich alle Muskeln anspannten, um sich auf einen möglichen Aufprall vorzubereiten. Währenddessen liefen vor meinem inneren Auge schreckliche Bilder von allen möglichen Katastrophen ab.

Der Begriff »Trauma« wird oft missverstanden. Als ich zehn Jahre alt war, hatte ich definitiv keine Ahnung, dass das, was ich erlebte, eine Traumareaktion war. Ich dachte, dass ein Trauma nur bei schlimmen Ereignissen wie Krieg, brutalen Übergriffen, Missbrauch oder Naturkatastrophen auftritt. Erst als Erwachsene war ich in der Lage, die wahren Dimensionen eines Traumas und die verschiedenen Reaktionen, die es in Körper und Geist auslösen kann, zu erkennen und zu erforschen.

In Kapitel 2 habe ich über die neuesten Entwicklungen in unserem Verständnis von Trauma gesprochen. Traumatische Ereignisse können alles im Leben sein, was zu schnell und zu früh auf uns zukommt oder zu viel für unser Gehirn, unseren Körper und unser Nervensystem ist, um es in diesem Moment zu verarbeiten. Natürlich gibt es Ereignisse, die traumatisch sind, wie die oben beschriebenen, aber Trauma hat viel weniger mit einem bestimmten Ereignis zu tun, als man früher glaubte. Heute wissen wir, dass ein Trauma nicht unbedingt durch ein Ereignis selbst ausgelöst wird, sondern vielmehr durch die individuelle Reaktion darauf. Wir wissen auch, dass die Erfahrung eines Traumas vielschichtig und komplex sein kann: So kann ein Kind, das tagtäglich beängstigende Wutausbrüche seiner Eltern erlebt, im Laufe seines Lebens Symptome einer Traumafolgestörung entwickeln. Es hat sich gezeigt, dass dies häufiger vorkommt als bisher angenommen.

Im Alter von zehn Jahren hatte ich keine Ahnung, dass der traumähnliche Zustand, den ich erlebte, eigentlich eine dorsal-vagale Dissoziation war. Aber mein Körper und mein Gehirn erkannten, dass der Schmerz, den ich erlitt, für mich unerträglich war, und so driftete ich in eine Art außerkörperliche Erfahrung ab, infolge der ich für lange Zeit keine Emotionen in Bezug auf das Ereignis empfinden konnte.

Ich war wie betäubt und tat so, als wäre alles in Ordnung – ich kehrte alles unter den Teppich und versuchte, ein ganz normales zehnjähriges Mädchen zu sein. Doch trotz aller Bemühungen hatte ich das Gefühl, vom Weg abgekommen zu sein; das unbeschwerte, glückliche Kind von früher war verschwunden.

Ein Trauma kann auch auf sehr subtile Weise entstehen, wenn wir nicht die Liebe und Aufmerksamkeit bekommen, die wir verdienen, durch Mobbing oder eine schmerzhafte, unerwartete Trennung.

Alles, was uns im Leben widerfährt, kann potenziell traumatisch sein, je nachdem, in welchem psychischen Zustand wir uns befinden. Ich meine damit, dass vor allem Kinder oft subtilere Traumata erleben, zum Beispiel durch mangelnde Zuwendung. Das ist potenziell traumatisierend, weil ein Kind darauf angewiesen ist, dass sich jemand um es kümmert und für es sorgt.

Körper und Geist sind einer enormen Belastung ausgesetzt, aber sie sind auch anpassungsfähig. Ein Kind kann lernen, auf sich selbst aufzupassen, sich einen imaginären Verbündeten auszudenken oder auf andere kreative Weise nach Liebe und Aufmerksamkeit zu suchen.

Als Erwachsene können wir besser mit Missachtung umgehen, und sie hinterlässt vielleicht nicht so tiefe Wunden, aber dafür stehen wir unter einer ganz anderen Art von Druck: Finanzielle Probleme, berufliche Anforderungen, Arbeitsüberlastung und dazu vielleicht noch eine gescheiterte Beziehung – das alles kann sich durchaus überwältigend anfühlen.

Ein Trauma muss nicht zwingend durch ein schwerwiegendes Ereignis ausgelöst werden, auch viele kleine Verletzungen über einen längeren Zeitraum hinweg können uns auf Dauer zermürben.

Traumatische Erlebnisse können dazu führen, dass der Körper in den Überlebensmodus schaltet: Das Herz schlägt schneller, der Blutdruck steigt und die Verdauung verlangsamt sich. Mit dieser Reaktion sichert der Körper unser Überleben, indem er die Organe, die für den Kampf oder die Flucht vor der Gefahr notwendig sind, optimal versorgt.

Wenn du ein Trauma erleidest, schaltet dein Gehirn in den Notfallmodus und konzentriert sich darauf, dein Überleben zu sichern. Dies kann zu einer Beeinträchtigung des körpereigenen Gedächtnissystems führen, sodass traumatische Ereignisse weder mental noch körperlich verarbeitet werden.

Wie bereits erwähnt, besteht die herkömmliche Behandlung von Traumata in der Regel aus Psychotherapie und/oder Medikamenten.

Diese Form der Therapie mag für viele Menschen mit Traumata hilfreich sein, aber sie berücksichtigt nicht die grundlegende Frage, wie traumatische Ereignisse im Körper gespeichert und verarbeitet werden. Ebenso vernachlässigt dieser Ansatz die Tatsache, dass geistige, körperliche und emotionale Prozesse zusammenhängen.

Ein Trauma hält Körper und Geist in höchster Alarmbereitschaft fest, als ob eine reale Gefahr drohen würde. Diese Reaktion kann sich körperlich in Symptomen wie Bluthochdruck, flacher Atmung, Muskelverspannungen und Schmerzen äußern. Häufig kommt es zu chronischen Muskelverspannungen oder Taubheitsgefühlen, die zu Krämpfen, Fibromyalgie, Migräne und anderen Schmerzen führen können.

Neuere Forschungsergebnisse deuten darauf hin, dass sich Traumata nicht nur auf das Gehirn, sondern auch auf die Zellen auswirken können. Neue Studien zeigen, dass Stammzellen tatsächlich Erinnerungen an vergangene Ereignisse speichern, die sowohl die körperliche als auch die geistige Gesundheit beeinträchtigen können. Unverarbeitete Traumata können zu Gesundheitsproblemen wie Herzinfarkt, Schlaganfall, Fettleibigkeit und Diabetes führen.

Werden Traumata oder blockierte Emotionen über einen längeren Zeitraum ignoriert, können sie sich in körperlichen Beschwerden wie chronischen Schmerzen manifestieren. Andererseits kann sich die Befreiung unterdrückter Emotionen, Empfindungen und Erfahrungen äußerst positiv auf das Wohlbefinden und die körperliche Gesundheit auswirken.

Übungen zum physischen Lockern sind sehr wirksam zur Behandlung physiologischer Stressreaktionen, wie sie bei allen Säugetieren vorkommen. Unter Stress schüttet der Körper rasch

Adrenalin und andere Stresshormone aus, damit wir die Bedrohung bekämpfen oder vor ihr fliehen können. Diese natürliche Reaktion des Körpers führt dazu, dass wir zittern, wenn wir uns sehr erschrecken.

Dieser Prozess kann beim Menschen aus verschiedenen Gründen unterbrochen werden, oder wir greifen selbst aktiv ein. Wenn wir ängstlich, besorgt oder gestresst sind, können wir unsere wahren Wünsche und Bedürfnisse unterdrücken, setzen eine Maske auf und tun so, als ob nichts wäre, obwohl unter der Oberfläche ein Sturm tobt. Vielleicht wollen wir damit unser Zittern und Erbeben oder den Wunsch, wegzulaufen, verbergen, weil wir uns dafür schämen. Oder wir suchen Ablenkung – zum Beispiel durch Spiele oder soziale Medien – oder wir haben erst gar keinen Zugang zu unseren Gefühlen, was die natürlichen Reaktionen unseres Körpers ebenfalls stört. Solche Unterbrechungen führen dazu, dass der Stressreaktionszyklus nicht vollständig abgeschlossen wird und wir nicht in einen Zustand der Entspannung zurückkehren können.

Mit den Übungen zum physischen Lockern des Reset-Programms behandeln wir den unvollständigen Stressreaktionszyklus. Sie helfen, die unverarbeitete Energie, die unter der Oberfläche brodelt, freizusetzen – so wie es die Natur vorgesehen hat.

Ich habe bereits erwähnt, dass alle Säugetiere einen Stressreaktionszyklus haben, man denke nur an die Stressoren im Leben von Wildtieren. Zu ihrem natürlichen Stressreaktionszyklus gehört das Zittern oder Schütteln. Dadurch erholen sie sich schnell und können ihr normales Verhalten wieder aufnehmen. In ähnlicher Weise wirken die Übungen zum physischen Lockern auf stressbedingte physiologische Reaktionen beim Menschen.

Bei der Körper-Geist-Verbindung handelt es sich im Wesentlichen um die Wechselwirkung zwischen psychischer und körperlicher Gesundheit. Damit ist gemeint, wie sich das emotionale Wohlbefinden und die körperliche Gesundheit gegenseitig beeinflussen.

Dieser komplexe Zusammenhang zeigt sich zum Beispiel, wenn du unter Angstzuständen leidest und gleichzeitig körperliche Symptome wie Kopfschmerzen, Müdigkeit oder Verdauungsprobleme auftreten. Auch chronische körperliche Beschwerden wie anhaltende Schmerzen oder Krankheiten können sich negativ auf das psychische Wohlbefinden auswirken.

Was bedeutet das für dich? Wenn du oft nicht weißt, was in deinem Körper vor sich geht, ist das ein erster Hinweis darauf, dass du ihm *zuhören* solltest. Dein Körper spricht ständig mit dir – er hat Bedürfnisse, Wünsche und Gefühle, die nicht immer offensichtlich sind. Wenn du ihm nicht aufmerksam zuhörst, kann es leicht passieren, dass du überhörst, was dein Körper dir sagen will. Im Reset-Programm in Teil 2 lernst du, diese Botschaften wahrzunehmen.

In einer Gesellschaft, in der es oft als sicherer gilt, sich anzupassen, anstatt authentisch zu sein – ein Thema, das wir in Kapitel 6 näher beleuchten werden –, ist es ein radikaler Schritt, alle Aspekte deines Selbst als wertvoll zu betrachten. Ebenso radikal ist es, sich selbst vollständig und bedingungslos anzunehmen.

Es mag sich wie eine der größten Herausforderungen anfühlen, der du dich je stellen musstest. Alles, was du über dich selbst, deinen Wert und deine Bedeutung in dieser Welt denkst, wird in Frage gestellt.

Gleichzeitig wird es eine der wertvollsten Erfahrungen deines Lebens sein. Sobald du anfängst, eine tiefe Verbindung zwischen deinem Körper und deinem Geist herzustellen, wirst du all deine verschiedenen Aspekte wieder zu einem harmonischen Ganzen zusammenfügen können.

Im zweiten Teil werden wir uns damit beschäftigen, wie du Gefühle von Vertrauen, Sicherheit und Verbundenheit entwickeln kannst, um dein Leben radikal zu verändern und gesund zu werden.

TEIL 2

DAS VAGUS-RESET-PROGRAMM

5
GRUNDLAGEN DES VAGUS-RESET-PROGRAMMS

Das Vagus-Reset-Programm besteht aus drei Phasen, in denen du lernst, die natürliche Fähigkeit deines Körpers zu nutzen, um wieder ins Gleichgewicht zu kommen. In jeder Phase werden Traumata, Ängste und Stress nach und nach geheilt. Zuerst geht es darum, das Gefühl von Sicherheit wiederzuerlangen. Dann lernst du, dich mit deinem Körper zu verbinden und diese Techniken schließlich im Alltag anzuwenden.

Der Heilungsprozess findet ohne Zeitlimit statt, deshalb solltest du dich nicht unter Druck setzen, die Phasen so schnell wie möglich zu durchlaufen, um sie einfach abzuhaken. Ich habe in diesem Programm bewusst auf Zeitangaben verzichtet, damit du die einzelnen Phasen und Übungen in deinem eigenen Tempo durcharbeiten kannst. Das Programm dauert so lange, wie es für dich richtig ist. Deine Erfahrungen, Symptome oder Wünsche haben dich zu diesem Buch geführt und du hast ganz individuelle Bedürfnisse. Nimm dir also die Zeit, die du brauchst, um die Phasen zu durchlaufen. Vielleicht brauchst du für die eine oder andere Phase länger. Vielleicht möchtest du auch eine bestimmte Phase wiederholen, wozu ich dich gerne einlade. Du kannst einzelne oder alle Phasen beliebig oft wiederholen.

Egal, ob du bereits an einem anderen Programm teilgenommen hast, therapeutische Unterstützung hattest oder dich zum ersten Mal mit deiner psychischen Gesundheit beschäftigst – das Reset-Programm holt dich genau dort ab, wo du gerade stehst, und bietet dir Raum für deine Entwicklung.

Ich werde dich in jeder Phase begleiten, von den allerersten Schritten, in denen du Sicherheit und Stabilität aufbaust, bis hin zu dem Moment, in dem du selbstbewusst in deinem Körper aufblühst und deinen Platz in der Welt um dich herum einnimmst.

WARUM BESTEHT DAS PROGRAMM AUS MEHREREN PHASEN?

Das Programm ist weniger auf Theorie und Schulung ausgerichtet, sondern sehr praxisorientiert, sodass du in jeder Phase aktiv mitarbeiten kannst. Deshalb lege ich dir ans Herz, das Buch nicht im Schnelldurchlauf zu lesen, sondern dir für jede Phase ausreichend Zeit zu nehmen und das Gelernte gleich in die Praxis umzusetzen. Am Ende des Buches wirst du zuversichtlich und gestärkt deinen Geist und deinen Körper jeden Tag unterstützen können. Geh es nicht zu schnell an, sonst verpasst du den Zauber, der sich entfaltet, wenn du dich von einem gelasseneren und bewussteren Standpunkt aus selbst annimmst und dir dabei genügend Raum und Zeit gibst.

Das gilt besonders für die erste Phase. Vielleicht kribbelt es dir beim Lesen in den Fingern und du möchtest schnell mit der zweiten

Phase weitermachen, in der es darum geht, Erfahrungen und Emotionen zu verarbeiten, aber damit würdest du dir selbst einen Bärendienst erweisen. Die erste Phase ist das Fundament, also schaff dir eine solide Basis und beschäftige dich so ausführlich wie möglich damit. Bleib ganz bei dir und vergleiche oder messe dich nicht mit anderen.

Du wirst feststellen, dass die Phasen aufeinander aufbauen. Deshalb solltest du darauf achten, erst alle praktischen Übungen jeder Phase durchzuführen, bevor du zur nächsten Lektion oder zum nächsten Praxisteil übergehst.

Traumata, Ängste und chronischer Stress können geheilt werden – aber nur auf einer soliden Grundlage. Das Nachdenken über vergangene Erfahrungen oder wiederkehrende Muster kann unterschiedlichste Emotionen auslösen. Ohne die richtigen Methoden und Werkzeuge können einige davon deinen Heilungsprozess behindern.

Je mehr Kompetenzen du im Bereich der Emotionsregulation und der Selbstberuhigung entwickelst, erforschst, übst und verinnerlichst, desto sicherer kannst du mit deinem Unbehagen und deinen Gefühlen umgehen, ohne den Boden unter den Füßen zu verlieren. In den einzelnen Phasen lernst und praktizierst du Rituale und Übungen, die du nach und nach in deinen Alltag integrierst, bis sie zu einem festen Bestandteil deines Lebens werden. Sie stärken deine Resilienz und schulen dich im Umgang mit möglicherweise unangenehmen Emotionen und Gefühlen.

Ich sage nicht, dass es ein Spaziergang wird, denn die folgenden Seiten enthalten eine Menge Stoff. Ich empfehle dir, jede Phase in Unterpunkte zu gliedern. Betrachte jeden Unterpunkt als Mini-Lektion und reflektiere den Inhalt am Ende jeder Einheit.

Es kann auch hilfreich sein, deine wichtigsten Erkenntnisse in einem neuen Notizbuch festzuhalten. Bevor du zur nächsten Mini-Lektion übergehst, solltest du eine kurze Übung oder einen der Handlungsschritte durchführen, um das Gelernte ganz bewusst und gezielt zu vertiefen, auszuprobieren und anzuwenden. So überforderst du dich nicht und kannst die positive Wirkung der Übungen sofort erleben.

Mit Geduld und Ausdauer wirst du nicht nur erstaunliche Veränderungen an dir beobachten, sondern dich auch immer mehr so fühlen, wie du im Grunde bist. Es ist spannend, befriedigend und motivierend, zu erleben, wie sich dein Leben grundlegend verändert.

Erste Phase: Eine sichere Basis schaffen

In Phase eins konzentrieren wir uns auf vier Themenfelder: eine sichere Basis schaffen; Kompetenzen für Sicherheit und Stabilisierung entwickeln; deine Kompetenzen weiter ausbauen; dein Wissen erweitern.

Außerdem erarbeiten wir deine Bedürfnispyramide, mit der du herauszufinden kannst, welches Thema für dich im Vordergrund steht, um dich nicht mit zu vielen Informationen oder Aufgaben auf einmal zu überfordern. Mit praktischen Übungen trainierst du deine Fähigkeiten, damit sie für dich zur Routine werden.

Zweite Phase: Körperbewusstsein entwickeln und Loslassen lernen

In dieser Phase verlagern wir den Fokus von der Arbeit mit der äußeren Umgebung auf die Erforschung deines inneren Erlebens. Du wirst wieder mit deinen Körperempfindungen und -bewegungen verbunden, um besser zu verstehen, wie dein Körper funktioniert, was er von dir braucht und wie du es ihm geben kannst. Durch Übungen zu emotionalem Loslassen (emotional release work) lernst du, Verspannungen in deinen Muskeln, Gelenken und deinem Bindegewebe zu lösen.

Durch die Anpassung deiner Atemtechnik regulieren wir den Sauerstoff- und Kohlendioxidgehalt (CO_2) zu einem ausgewogenen Verhältnis, damit der Vagotonus und das Nervensystem optimal funktionieren.

Dritte Phase: Selbstintegration und Selbstfürsorge durch soziale Beziehungen

Endlich ist es so weit! Ich zeige dir, wie du dich mit dir selbst verbinden kannst – physisch, emotional und mental –, damit du am Ende des Programms offen und bereit bist für alles, was das Leben dir bringt.

Wir beginnen damit, starke, gegenseitig unterstützende Beziehungen durch gesunde Grenzen und klare Kommunikation aufzubauen. Du lernst, wieder Vertrauen in dich selbst, in andere und in deine Umwelt zu entwickeln. Am Ende dieser Phase wirst du die Selbstzweifel deiner Vergangenheit hinter dir lassen, wieder Leidenschaft für das Leben empfinden und dir neue Kommunikationsmöglichkeiten erschließen.

HEILUNG UND DIE DREI PHASEN VERLAUFEN NICHT LINEAR

Der Prozess, sich Wissen anzueignen, aktiv zu werden und so lange zu üben, bis dir das Gelernte in Fleisch und Blut übergegangen ist, hat keinen festen Anfangs- und Endpunkt. Er verläuft dynamisch und fließend, nicht linear und statisch.

Die Phasen bauen aufeinander auf, und es kann sein, dass du von Phase eins zu Phase zwei weitergehst und dann feststellst, dass du in Phase eins noch viel zu tun hast.

Dieses Hin- und Herspringen zwischen den einzelnen Phasen ist normal und sogar erwünscht. Vielleicht schaffst du einige Abschnitte im Handumdrehen, während andere mehr Übung, Zeit und Aufmerksamkeit erfordern.

Setz dich nicht unter Druck, denn der Augenblick wird dir zeigen, ob du schon für die nächste Seite, das nächste Kapitel oder die nächste Phase bereit bist.

ERINNERN HEISST NOCH LÄNGST NICHT HEILEN

Wenn Traumata und bestimmte Lebenserfahrungen das Zusammenspiel zwischen deinem Körper, deinem Geist und deinen Emotionen verändert haben, kann sich das anfühlen, als sei das negative Ereignis erst gestern passiert oder als könne es jeden Moment wieder geschehen.

Genau das macht dein Gehirn. Weil Angst für unser Überleben so wichtig ist, hat sich das Gehirn so entwickelt, dass es in bedrohlichen und gefährlichen Situationen überempfindlich (hypervigilant) reagiert. Gleichzeitig achtet es darauf, Situationen zu vermeiden, die denen ähneln, durch die die Angst ausgelöst wurde. Der für das Überleben zuständige Teil des Gehirns überwacht die physiologischen Grundfunktionen und reagiert instinktiv auf Gefahren. Dieses sogenannte Überlebenshirn (Rautenhirn), wird dann aktiver als normal, während gleichzeitig die Aktivität in den Bereichen, die mit Lern- und Denkprozessen in Verbindung stehen, verlangsamt ist.

Die Verarbeitung von Erfahrungen und Emotionen erfordert als ersten Schritt, die zugrunde liegende Emotion zu erkennen. Danach braucht es Zeit und Raum, damit sich die Emotion in Ruhe und von selbst manifestieren kann. Auf diese Weise kannst du sie vollständig erleben, ohne sie zu bewerten oder von ihr überwältigt zu werden. Zum Umgang mit Emotionen gehört auch die Entscheidung zwischen Handeln und Nichthandeln, nachdem du dir erlaubt hast, die Emotion zu spüren und in ihr zu verweilen.

Wenn die Emotion auf ein Problem zurückzuführen ist, das du unter Kontrolle hast, kannst du vielleicht etwas tun, um es zu lösen. Liegt die Ursache für eine Emotion jedoch außerhalb deiner Kontrolle – zum Beispiel ein traumatisches Erlebnis oder anhaltende Schwierigkeiten –, kann es hilfreich sein, zu lernen, wie du mit diesen Situationen besser umgehen oder sie akzeptieren und loslassen kannst.

Damit dieser Prozess stattfinden kann, muss die Aktivität des Überlebenshirns, das mit Emotionen und gewohnheitsmäßigen Reaktionen verbunden ist, heruntergefahren werden, um die Aktivierung der reflexiven Funktionen des präfrontalen Kortex zu ermöglichen.

Wie ich in Kapitel 4 erläutert habe, dominiert seit der Einführung der Gesprächstherapie die Überzeugung »Erinnern ist der Weg zur Heilung« die therapeutische Landschaft. Eine begleitende Maßnahme ist die Ermutigung, traumatische Erinnerungen und Erfahrungen zu erzählen und zu durchleben, um sie zu bewältigen oder sich dadurch zu heilen. Der Druck, die oft schrecklichen Erlebnisse zu verbalisieren und erneut zu erleben, kann jedoch hinderlich sein, um im Leben weiterzukommen. Dabei wird oft übersehen, wie leicht Erinnern zu einer Retraumatisierung führen kann.

Unverarbeitete Erfahrungen, die sich auf Körper und Geist ausgewirkt haben, manifestieren sich in der Gegenwart durch körperliche Empfindungen, Erinnerungen, Muster, Reaktionen und Flashbacks. Während wir die traumatischen Erfahrungen logischerweise als abgeschlossen und in der Vergangenheit liegend betrachten, behalten der Körper und das Überlebenshirn weiterhin die Kontrolle über die Gegenwart. Sie sind jederzeit bereit, das Ereignis wieder und wieder abzuspielen, als würde es gerade jetzt geschehen. Dein Überlebenshirn und dein Körper wollen diese Kontrolle nicht aufgeben, weil sie dir bisher geholfen hat, zu überleben.

Um die Kontrolle über deine Gegenwart zurückzugewinnen, musst du beweisen, dass du fähig und sicher bist, mit den Herausforderungen des Lebens umzugehen. Indem du dir Techniken zur Emotionsregulierung wie zum Beispiel die des Reset-Programms aneignest, sie anwendest und übst, bis sie dir in Fleisch und Blut übergegangen sind, führst du dein Gehirn und deinen Körper behutsam aus dem Überlebensmodus in einen offenen, kreativen Raum, in dem du lernen kannst. Die Techniken, die du so lange übst, bis sie dir geläufig und vertraut sind, bilden nun eine sichere Grundlage, um dich an deine zurückliegenden Erfahrungen heranzuwagen und aus einer veränderten Perspektive Aspekte deines Selbst zu untersuchen, zu denen du bisher keinen Zugang hattest.

In gewisser Weise schaffst du mehr Raum für deine Erfahrungen, bis sie irgendwann nicht mehr die dominierende Erzählung der Gegenwart sind. Du bist nicht mehr in einem sich wiederholenden Muster gefangen, sondern hast Raum gewonnen, um durchzuatmen und den Weg zu wählen, der für dich und deine Lebensumstände effektiver und vorteilhafter ist.

SELBSTMITGEFÜHL

Um es klar zu sagen: Schmerz ist für niemanden angenehm. Da unser Gehirn darauf programmiert ist, uns vor Schmerz zu schützen, ist es nicht verwunderlich, dass Menschen, die mit tief sitzendem Schmerz konfrontiert sind, hin- und hergerissen sind zwischen dem Wunsch, ihn loszuwerden, und der Angst, sich ihm zu stellen. Egal, an welchem Punkt du gerade stehst, was auch immer du versucht oder vermieden hast – geh sanft und liebevoll mit dir selbst um.

Dein Vorhaben

Ich möchte dich ermutigen, ein Vorhaben für das Reset-Programm festzusetzen.

Dieses Vorhaben wird dich daran erinnern, was du für dich selbst tun willst, und dich sanft leiten, wenn du ein wenig vom Kurs abkommst oder in alte Gewohnheiten zurückzufallen drohst.

Formuliere dein Vorhaben ganz einfach, zum Beispiel: »Ich nehme mir vor, während des Programms freundlich und mitfühlend zu mir selbst zu sein.« Es kann aber auch konkreter sein, zum Beispiel: »Ich nehme mir vor, mehr für mich selbst einzustehen, um mir das Leben zu schaffen, das ich mir wünsche.«

Denke gut darüber nach, was du wirklich willst, denn dein Vorhaben ist ein kraftvolles Werkzeug. Ich lade dich ein, dein Vorhaben jetzt aufzuschreiben und den Zettel dort aufzuhängen, wo du ihn jeden Tag siehst: am Badezimmerspiegel, am Kühlschrank, über deinem Schreibtisch, im Geldbeutel oder in der Handtasche. Dein Vorhaben sollte für DICH wichtig sein. Es muss nichts Großes sein, nur etwas, das dir hilft, dich auf das zu konzentrieren, was dir am wichtigsten ist, besonders in schwierigen Zeiten.

Mein Vorhaben ist es, dich auf deinem Weg zu begleiten und dich so gut wie möglich zu unterstützen.

Nachdem wir den grundlegenden ersten Schritt getan haben, nämlich ein Vorhaben zu entwickeln und es gemeinsam zu verfolgen, vertraue ich voll und ganz auf deine natürlichen Fähigkeiten, den ersten Schritt auf deiner Reise zu tun: die erste Phase des Reset-Programms.

6
ERSTE PHASE: EINE SICHERE BASIS SCHAFFEN

»Heilung braucht Zeit, aber manchmal braucht sie auch eine Gelegenheit.«

HIPPOKRATES

Du hast es geschafft! Dies ist der erste und fundamental wichtigste Schritt auf deinem Weg, aber du bist dabei nicht allein. Wir werden jeden Schritt gemeinsam gehen, und ich bin mehr als zuversichtlich, dass du dank deiner angeborenen Fähigkeiten diese großartige Etappe meistern wirst.

In dieser Phase des Programms wirst du lernen, dich in deinem Körper wohlzufühlen, dich in ihm einzurichten und dich mit seinen körperlichen Empfindungen vertraut zu machen.

Ich kenne den Wunsch, diese Phase so schnell wie möglich hinter dich zu bringen, um in die Phase der Verarbeitung und des Loslassens zu kommen, denn auch ich habe das Bedürfnis, alles einfach hinter mich zu bringen. Es ist normal, dass du dich möglichst bald

»besser« fühlen möchtest, aber es ist sehr wichtig, dass du die erste Phase nicht überstürzt.

Sie ist so etwas wie das Fundament deines Traumhauses. Du freust dich – endlich kannst du das Haus bauen, von dem du immer geträumt hast! Doch dann erfährst du zu deinem Entsetzen, dass die Firma, die das Fundament betonieren soll, erst in drei Monaten einen Termin frei hat. Statt zu warten, beschließt du, die Wände hochzuziehen und das Dach zu decken – eine große Aufgabe! Von außen sieht dein neues Haus einfach fantastisch aus. Aber wenn du es betrittst, hast du immer ein mulmiges Gefühl. Bei jedem Windhauch hörst du das Haus knarren und ächzen.

Eines Tages zieht ein Sturm auf, und plötzlich kippt das Haus mitsamt dem Dach um. Dein Haus ist über dir zusammengestürzt. Ohne festes Fundament war es nur die Illusion deines Traumhauses. Du hast dich darin nicht sicher, wohl oder geborgen gefühlt. Aber von außen betrachtet sah es für alle anderen, sogar für dich selbst, aus wie der Inbegriff von Stabilität.

Um ein solides Fundament zu bauen, braucht man Geduld. Daran kommst du nicht vorbei, wenn du eine langfristige, nachhaltige und wichtige Veränderung deines Lebens anstrebst.

Natürlich kannst du diese Arbeit unter Hochdruck erledigen oder auch überspringen, und wirst trotzdem etwas davon haben. Aber genau wie bei deinem Traumhaus wird dich ohne ein solides Fundament nichts tragen, wenn du auf deinem Weg mit etwas konfrontiert wirst, das dich triggert oder belastet.

Ich weiß, ich weiß – das klingt ziemlich langweilig, und das, bevor du überhaupt angefangen hast. Aber glaub mir, wenn ich betone, du wirst es nie bereuen, dir Zeit für ein stabiles Fundament genommen zu haben.

In dieser Phase geht es darum, das Geheimnis, die Scham und das Stigma deiner Erfahrung zu beseitigen. Das Wissen, das du erwirbst, hilft dir zu verstehen, dass dein Nervensystem und dein Gehirn so reagieren, wie es für dein Überleben notwendig ist.

Gemeinsam beginnen wir damit, dir wieder Raum zu geben, indem wir deine Stimmung stabilisieren und ein starkes Rüstzeug aufbauen, das dir hilft, mit schwierigen oder belastenden Emotionen, Gefühlen oder Erfahrungen umzugehen. Auf diese Weise erweitert sich das Spektrum der Situationen und Umgebungen, in denen du dich wohlfühlst. Selbstberuhigungstechniken geben dir das Vertrauen zurück, dich im Alltag zurechtzufinden und dich in der Welt geerdet und sicher zu fühlen.

ERSTE PHASE: ENTWICKLUNG

- Verstehe, was Sicherheit bedeutet
- Sichere deine Basis durch objektives Beobachten
- Sichere deine Basis durch Kontakt mit deinen Gefühlen
- Sichere deine Basis, indem du deine Grundbedürfnisse erfüllst
- Sichere deine Basis durch Containment-Übungen
- Sichere deine Basis mithilfe deines Körpers
- Sichere deine Basis durch Techniken zur Selbstregulation

Der Anfang ist der wohl anstrengendste Schritt auf diesem Weg, aber auch deine Chance, dir selbst die Sicherheit und Stabilität zu geben, die du vielleicht noch nie erfahren hast oder die du brauchst, um festen Halt zu finden.

Im Gegenzug kannst du dir selbst das Geschenk machen, die erste Phase bewusst zu durchlaufen und vorwärtszugehen. *Überstürze nichts.* Dies ist deine Chance. Nutze sie!

VERSTEHE, WAS SICHERHEIT BEDEUTET

Bei Heilung und Genesung geht es im Wesentlichen darum, ein Gefühl von Sicherheit und Kontrolle in dir selbst wiederzuerlangen, das sich auch auf dein äußeres Umfeld überträgt. Die erste Aufgabe auf deinem Heilungsweg besteht darin, Sicherheit in dir selbst und in deiner Umgebung zu schaffen – das ist die wichtigste Voraussetzung, um zu lernen, wie du dich von Stress, Angst und Trauma heilen kannst.

Dein heutiges Gefühl von Sicherheit wurde stark davon beeinflusst, wie deine Eltern, Familienmitglieder und andere Menschen dich von deiner frühen Kindheit bis zu deinem siebten Lebensjahr behandelt, umsorgt und geliebt haben. Ebenso kann eine Kombination aus vergangenen Erfahrungen, Beziehungen und den verschiedenen Einflüssen, denen du als Kind ausgesetzt warst, dein Sicherheitsgefühl geprägt haben. Es mag widersprüchlich klingen, aber es ist möglich, dass du dich sogar in einer objektiv betrachtet sicheren Umgebung unsicher fühlst. Das geschieht, wenn deine frühere Definition von Sicherheit nicht mit der aktuellen Situation übereinstimmt.

Wenn du Schwierigkeiten hast, dich innerlich sicher zu fühlen, hast du vielleicht herausgefunden – oder bist gerade dabei –, dass es dir hilft, deine Vorstellungskraft zu nutzen, um deinem Körper zu helfen, sich sicher zu fühlen – oder zumindest sicherer. Im Fehlen dieser Sicherheit liegt oft die Ursache für Dissoziation, Derealisation und Depersonalisation.

Es ist wichtig, zwischen dem *Zustand* der Sicherheit, in dem du physisch nicht in Gefahr bist, und dem *Gefühl* der Sicherheit oder psychologischer Sicherheit zu unterscheiden, das ein Ergebnis neurobiologischer Prozesse in deinem Nervensystem ist.

Du kannst dich physisch sicher fühlen, auch wenn du dich in einer Umgebung nicht völlig sicher fühlst. Konzentriere dich also darauf, wie du dich fühlst – und ändere deine Vorstellungen davon, was es bedeutet, sich »sicher« zu fühlen. Das ist der richtige Ausgangspunkt, um diese Gefühle so zu verändern, dass sie besser zu deinen zukünftigen Zielen und Wünschen passen.

Definition von Sicherheit

Sicherheit hat zwei Dimensionen:

1. **Wahrnehmung des Außen:** deine Erfahrung, dich sicher zu fühlen und zu glauben, dass du dich sicher fühlst
2. **Realität:** objektive Indikatoren, die zeigen, dass du wirklich sicher bist

Es kann eine Weile dauern, bis du lernst, dich sicher zu fühlen! Wenn du dich die meiste Zeit deines Lebens unsicher gefühlt hast, brauchst du wahrscheinlich zusätzliche Anstrengungen – und vielleicht auch die Hilfe anderer –, um zu erkennen, dass du selbst in der Lage bist, Sicherheit zu schaffen.

SICHERE DEINE BASIS DURCH OBJEKTIVES BEOBACHTEN

Ich möchte ein Schlüsselerlebnis mit dir teilen, das meinen Heilungsweg stark beeinflusst hat. Im Jahr 2017 war ich mit meinem heutigen Mann Damian seit etwa sechs Monaten zusammen. Damals lebte ich mit vier anderen Frauen in einer Wohngemeinschaft, stand jeden Tag um vier Uhr morgens auf, um in der Gastronomie zu arbeiten, und ging später zur Universität, um Psychologie zu studieren. Zu der Zeit arbeitete ich auch abends in meinem Job.

Ich war eigentlich immer gestresst und ängstlich. In meiner Welt musste alles so schnell wie möglich erledigt werden, sonst würde sie zusammenbrechen – zumindest glaubte ich das. Meine Umgebung war auch ziemlich chaotisch: Mitbewohnerinnen kamen und gingen, Mietverträge wurden gekündigt und die Miete traf meistens zu spät ein.

Eines Abends kam Damian zum Essen, und ich stellte ihm eine einfache Frage, die mein ganzes Leben verändern sollte:

»Hältst du mich für einen negativen Menschen?«

Definitiv eine ziemlich gewagte Frage, wenn das Nervensystem verrücktspielt und man die Antwort eigentlich gar nicht hören will!

Damians Antwort klang aufrichtig: Er glaube nicht, dass ich ein negativer Mensch sei, aber meine Sichtweise sei es oft.

Ja, es stimmt, ich *wollte* die Antwort nicht hören, aber ich *musste* sie von jemandem hören, den ich respektiere und dem ich vertraue. Natürlich habe ich nicht gesagt, wie sehr mich diese Antwort verletzt hat, und später habe ich kein Wort darüber verloren, wie extrem hart ich seither an mir gearbeitet habe, um dieses Muster zu ändern.

Der springende Punkt ist, dass ich dieses Muster nicht erkennen konnte, bis es mir gezeigt wurde. Erst nachdem ich Bescheid wusste beziehungsweise mir der Spiegel vorgehalten wurde, konnte ich proaktiv daran arbeiten.

Es ist nun mal schwierig, einen Schritt zurückzutreten, wenn man in seiner eigenen Welt feststeckt und nie die Chance hat, das große Ganze zu sehen. Man ist absorbiert von seinen Erfahrungen, von den Menschen um einen herum, von seinen Gedanken, Gefühlen und Emotionen. Das ist anstrengend! Aber sobald du dir selbst Raum gibst, alles hinter dir lässt und dich wirklich objektiv aus einer neuen Perspektive betrachtest, kannst du die Fülle der Lebenserfahrungen erkennen, die sich dir in jedem Moment eines jeden Tages bieten.

Du kannst dir diesen Raum ganz einfach zurückerobern, indem du Tagebuch führst. So kannst du Abstand gewinnen, dich und deine täglichen Erfahrungen aus einer anderen Perspektive betrachten und dir bewusst werden, wie du handelst, wer du bist und worauf du deine Aufmerksamkeit richtest.

Deshalb lernen wir jetzt gemeinsam, dich objektiv zu beobachten – ein wichtiger Schritt auf deinem Weg zur Heilung.

Regelmäßige Aufzeichnungen

Im ersten Schritt dieses Programms gehst du der Frage nach, wie du Stress, Angst und Trauma erfährst – die Symptome, Muster und Ausprägungsformen. Anhand deiner Aufzeichnungen erkennst du Entwicklungen und Zusammenhänge in deinen Reaktionen.

Während des gesamten Programms, egal in welcher Phase du dich befindest, wirst du ermutigt, bewusst Notizen über deine jeweilige

Stimmung und andere Aspekte zu machen und diese konsequent fortzuführen, um deine Selbsterkenntnis und Reflexion zu entwickeln. Betrachte es als eine Chance, in einer sicheren Umgebung, in der du nicht verurteilt, sondern unterstützt wirst, mehr über dich selbst zu erfahren.

Das Programm hilft dir, deine Symptome und deren Ursachen besser zu verstehen, sodass du die Verantwortung dafür übernehmen und gesunde Veränderungen in deinem Leben vornehmen kannst.

Regelmäßige Aufzeichnungen über deine physiologischen, emotionalen und mentalen Erfahrungen machen dir bewusst, was deine Symptome auslöst und wie du dich bei weiteren traumatischen Episoden verhalten kannst.

Bei intensiver oder chronischer Angst scheinen die Gefühle außer Kontrolle zu geraten und ein Eigenleben zu führen. Um die Kontrolle zu behalten, musst du erst einmal Raum schaffen und deine Erfahrungen beobachten. So entsteht Mitgefühl für dich selbst, wo vorher Selbstverurteilung und Selbstkritik dominierten.

Anhand deiner Aufzeichnungen wirst du nach und nach Muster deiner Symptome und Erfahrungen erkennen und wie sie sich manifestieren.

Außerdem wirst du dir der Faktoren bewusst, die dich in einen Zustand der Erregung oder des Shutdowns versetzen. So entsteht eine Art Handbuch für Strategien und Methoden, die du in bestimmten Situationen einsetzen kannst.

Darüber hinaus lernst du, wie sich die verschiedenen Faktoren deiner täglichen Erfahrungen auf dein Nervensystem auswirken: wie es sich anfühlt, erregt oder im Zustand des Shutdown zu sein; welche Gedanken dir in diesen Momenten durch den Kopf gehen; welche Handlungen durch diese Gefühle ausgelöst werden.

Die Methoden in diesem Buch wurden speziell entwickelt, um Zugang zu den verschiedenen Zuständen deines Nervensystems zu bekommen und diese zu regulieren, einschließlich deiner Emotionen, Gedanken und Verhaltensmuster. Um dein Nervensystem zu unterstützen, deinen Vagusnerv zu regulieren oder zu heilen, musst du gründlich verstehen, was diese Erfahrungen und Erregungszustände wirklich bedeuten. Dich selbst, deine Stimmungen und dein Verhalten kontinuierlich zu beobachten, ist viel genauer als dich bloß zu fragen, wie du dich fühlst.

Würde man dich bitten, die letzte Woche zu beschreiben, würdest du sie vielleicht negativ bewerten, weil du dich in dieser Zeit ängstlich und unruhig gefühlt hast. Wenn wir jedoch bei unseren negativen Emotionen stehen bleiben und die positiven oder neutralen Gefühle außer Acht lassen, kann es passieren, dass wir uns eine überdramatisierte Version der Realität einreden, die nicht dem entspricht, was wirklich passiert ist. Wenn du nur das Negative siehst und nicht bemerkst, was du in dieser Zeit gut gemacht hast, kann das Angst und Stress auslösen.

Durch das regelmäßige Aufzeichnen deiner Gedanken und Stimmungen wird dir bewusst, wann sich dein Angstniveau nach oben oder unten verändert und wann du weniger Angst hattest als sonst.

Vielleicht befürchtest du, dass dich das Aufzeichnen deines Erregungsniveaus noch mehr ängstigt, stresst oder überfordert. Diese Reaktion ist verständlich, vor allem, wenn du Angst hast oder dir Sorgen machst, weil du ängstlich oder besorgt bist – mit anderen Worten, wenn du das Gefühl hast, dass sich die Angst deiner Kontrolle entzieht. Aber ich verspreche dir: Wenn du lernst, deine Erregungszustände wahrzunehmen, gewinnst du die Kontrolle darüber, und das macht dich stärker. Du weißt, was deine Angst triggert, und kannst auf dieser Grundlage wichtige Entscheidungen für dein Leben treffen und es bewusster gestalten.

Objektiv beobachten

Es gibt zwei Möglichkeiten, unsere Stimmung zu beobachten: die subjektive Beobachtung, bei der wir uns fragen, wie wir uns fühlen, und die objektive Beobachtung, bei der wir die Intensität der einzelnen Emotionen auf einer Skala bewerten.

Bei der subjektiven Beobachtung schätzt du ein, wie intensiv deine Ängste sind und ob oder wie stark du das Gefühl hast, ihnen nicht entkommen zu können. Für viele Menschen ist das so, als würde man versuchen, durch eine riesige Schüssel Gelee zu schwimmen – ohne Aussicht auf Entkommen! Wahrscheinlich praktizierst du bereits die subjektive Beobachtung, und vielleicht verstärkt sie deine Ängste.

Im Gegensatz dazu ist die objektive Beobachtung, die du in diesem Kapitel kennenlernst, eine »wissenschaftlichere« Methode, um die typischen Merkmale von Angst effektiv zu erfassen.

Du fragst nicht *Wie geht es mir?*, sondern lernst zum Beispiel, deine Erfahrungen auf einer Skala einzutragen, die die Intensität der Symptome misst, oder deine Trigger genauer zu bestimmen und deine jeweiligen Verhaltensreaktionen auf die verschiedenen Erregungszustände zu reflektieren.

Ich vergleiche das objektive Beobachten damit, die riesige Schüssel Gelee von außen zu betrachten und sie einer genauen Analyse nach Farbe, Konsistenz und Zusammensetzung zu unterziehen.

Am Anfang mag es schwierig oder ungewohnt für dich sein, deine Gefühle objektiv zu beobachten. Mit etwas Übung wird diese neue Art des Beobachtens für dich selbstverständlich und bald zur Gewohnheit. Es kann sein, dass du anfangs noch mehr Angst, Stress oder Sorgen empfindest, aber wenn du es konsequent anwendest, wirst du allmählich von der subjektiven zur objektiven Aufzeichnung übergehen.

Vielleicht denkst du jetzt: *Das klingt toll, aber ich habe keine Ahnung, wie ich anfangen soll!* Keine Sorge, daran habe ich gedacht und für dich zwei spezielle Vorlagen entwickelt, die du kopieren, ausdrucken oder selbst erstellen kannst. Wir sehen sie uns gleich etwas genauer an.

Zunächst werfen wir einen Blick auf die Vorteile regelmäßiger Aufzeichnungen:

1. Durch die Aufzeichnungen kannst du bestimmte Faktoren identifizieren, die deine Angst-, Stress- oder Überlebensreaktionen triggern. Wenn du diese Auslöser und Situationen kennst, fühlst du dich ihnen weniger ausgeliefert.
2. Du kannst deine Erfahrungen mit Angst, Stress und Traumata besser verstehen und erkennen, *wie* du diese Gefühle körperlich und geistig erlebst.
3. Du bewertest deine Maßnahmen und Methoden je nach ihrem Nutzen für dich. Außerdem kannst du deine Erfolge und kleinen Fortschritte feiern, anstatt in negativen Denkmustern oder Grübeleien zu verharren. Nach einem Tag, der nicht so gut gelaufen ist und der dich entmutigt hat, kannst du anhand deiner Aufzeichnungen sehen, wie weit du schon gekommen bist.
4. Mithilfe deiner Aufzeichnungen beobachtest du dich selbst objektiv und betrachtest dein Verhalten aus der Distanz. Das ist eine wichtige Voraussetzung, um dein Leben wirklich zu verändern.

Werfen wir nun einen Blick auf die beiden Bögen, die du im Laufe des Programms kontinuierlich ausfüllen wirst.

Sorgenprotokoll

Nimm dein Sorgenprotokoll immer dann zur Hand, wenn du eine Veränderung deines Erregungsniveaus wahrnimmst, zum Beispiel wenn du merkst, dass du grübelst oder zu viel nachdenkst. Vielleicht kannst du nicht schlafen, bist müder als sonst oder leidest unter Muskelverspannungen oder Gehirnnebel. Dies sind nur einige Beispiele, aber es gibt noch viele andere mögliche Störungen, die du in dein Sorgenprotokoll eintragen solltest.

Diese Informationen sind besonders hilfreich, um Rückschlüsse auf deine Trigger zu ziehen und zu verstehen, wie sie sich physisch und psychisch auswirken. Dir wird klar, in welchem Maße sie auch dein Verhalten beeinflussen oder beeinträchtigen.

Ganz oben notierst du das Datum und die ungefähre Uhrzeit, zu der du eine Veränderung deines Erregungszustandes bemerkt hast.

Dann hältst du die Erfahrung objektiv fest, indem du den höchsten Erregungszustand, den du erlebt hast, einkreist.

In dieses Formular trägst du auch alle Symptome ein, die du wahrgenommen hast und die du genau benennen kannst. Auch wenn du das Gefühl hast, die Symptome fast immer zu haben, ist es wichtig zu unterscheiden, ob und wann die Symptome stärker sind oder nur zu bestimmten Zeiten auftreten.

Danach beschreibst du kurz die Trigger, die zu dieser Veränderung des Erregungszustandes beigetragen haben könnten. Das kann die Tageszeit sein, zum Beispiel kurz vor Feierabend, wenn du Angst hast, deine Arbeit nicht rechtzeitig fertig zu bekommen, ein Zeitungsartikel über Krankheiten, die dich oder deine Familienangehörigen betreffen könnten, oder das Ausbleiben einer Rückmeldung innerhalb eines bestimmten Zeitraums. Falls du unsicher bist, was der Trigger war, schreibst du einfach: »Weiß nicht«.

In die Rubrik »Belastende Gedanken« trägst du ein, was dich am meisten beunruhigt. Schreib deine Gedanken so präzise wie möglich auf – dieser Teil ist sehr wichtig!

Als Nächstes schreibst du auf, wie du mit deinen Sorgen umgehst, das heißt, welche Verhaltensmuster du an den Tag legst, wie zum Beispiel im Zimmer umherlaufen, Familienmitglieder anrufen, um zu hören, wie es ihnen geht, selbst wenn sie keine Probleme haben, oder dich mit irgendetwas von deinen Sorgen ablenken.

Zum Schluss notierst du in der rechten oberen Ecke des Sorgenprotokolls, wann du zum ersten Mal gemerkt hast, dass deine Sorgen oder körperlichen Empfindungen schwächer geworden sind.

Tägliches Stimmungsprotokoll

Das tägliche Stimmungsprotokoll füllst du am Ende eines jeden Tages kurz vor dem Schlafengehen aus.

Für diese Reflexionsübung gibt es eine Skala, auf der du den Grad deiner Angst und deiner körperlichen Erregung auf einer Skala von 0 für »keine Angst« bis 100 für »extreme Angst« einschätzen kannst.

In die erste Spalte trägst du das Datum ein.

In die zweite Spalte schreibst du dein durchschnittliches Angstniveau für den ganzen Tag, indem du alle Ereignisse des Tages berücksichtigst.

In die dritte Spalte trägst du dein höchstes Angstniveau an diesem Tag ein. Wenn du an diesem Tag keine hohen Aktivierungszustände oder niedrige Zustände der Erstarrung oder des Shutdown empfunden hast, entsprechen die Zahlen in dieser Spalte denen in der zweiten Spalte.

In der vierten Spalte notierst du, wie sehr du dich körperlich angespannt oder unwohl gefühlt hast. Wenn du Schmerzen oder Beschwerden hattest, dich nicht konzentrieren konntest oder tagsüber unruhig oder müde warst, solltest du das bei der Berechnung deiner Punktzahl berücksichtigen.

Die fünfte Spalte dient der Dokumentation, wohin deine Gedanken im Laufe des Tages abgeschweift sind, zum Beispiel, wenn du zwanghaft immer wieder über die gleichen Sorgen nachdenkst, wenn dein Gedankenkarussell nicht aufhört oder du immer wiederkehrende störende Gedanken hast. Überlege und notiere, wie viel Zeit und Energie du mit all diesen Gedanken verbracht hast.

Die sechste Spalte ist bewusst offen gehalten, falls du bestimmte Verhaltensmuster notieren möchtest, die für dich typisch sind. Dazu gehören zum Beispiel Nägelkauen oder dich kratzen. Verwende in dieser Spalte die gleiche Skala.

Am Anfang mag es ungewohnt sein, deine Alltagserfahrungen mit Hilfe dieser Skalen zu reflektieren und zu notieren, aber mit der Zeit wird es für dich selbstverständlich werden. Wenn du dich erst einmal daran gewöhnt hast, diese Skalen zu benutzen, wirst du einen viel objektiveren Überblick über dein körperliches Erleben und deine Stimmung bekommen, als wenn du detailliert beschreibst, wie du dich fühlst.

Dies ist das erste Ritual des Programms, das du dir vornimmst.

Es ist wichtig, dass du dir kleine, erreichbare Ziele setzt, damit du am Ball bleibst.

Fang mit dieser Challenge an, bei der du sieben Tage lang jeden Abend vor dem Schlafengehen dein Stimmungsprotokoll ausfüllst. Am besten kopierst du das Protokoll und legst das Blatt zusammen mit einem Stift neben dein Bett, um nicht zu vergessen, es auszufüllen!

Mach dir keine Sorgen, wenn du einen Tag verpasst. Du bist ein Mensch, und eine neue Gewohnheit braucht Zeit. Denk daran, dass du morgen einfach weitermachen kannst: So einfach ist das!

SORGENPROTOKOLL

DATUM: ______ **BEGINN:** ______ **ENDE:** ______

Höchstes Angstniveau (kreise eine Zahl ein)

0 10 20 30 40 50 60 70 80 90 100

KEINE LEICHT MITTEL EXTREM

Kreuze an, welche Symptome du hast:

- Unruhe, Erregtheit, Nervosität ☐
- Schnell erschöpft ☐
- Konzentrationsstörungen oder Gedächtnislücken ☐
- Reizbarkeit ☐
- Muskelverspannungen ☐
- Schlafstörungen ☐

BENENNE und BESCHREIBE DEINE KÖRPERLICHEN EMPFINDUNGEN:

______

______

______

AUSLÖSENDER ANLASS:

______

______

______

______

______

BELASTENDE GEDANKEN

______

______

VERHALTENSMUSTER

______

______

TÄGLICHES STIMMUNGS-PROTOKOLL

Bewerte abends jede Spalte mit einer Zahl zwischen 0 und 100.

0 10 20 30 40 50 60 70 80 90 100

KEINE LEICHT MITTEL EXTREM

DATUM	DURCHSCHNITTLICHES ANGSTNIVEAU	HÖCHSTES ANGSTNIVEAU	DURCHSCHNITTLICHE KÖRPERLICHE ANSPANNUNG	DURCHSCHNITTLICHE ABSCHWEIFENDE GEDANKEN	

SICHERE DEINE BASIS DURCH KONTAKT MIT DEINEN GEFÜHLEN

Gedanken und Gefühle kann man sich nicht aussuchen. Wie das Atmen geschehen sie automatisch. Und genau wie die Atmung sind sie äußerst wichtig, damit wir uns in der Welt zurechtfinden.

Ich weiß, dass es Zeiten gibt, in denen wir unsere Emotionen am liebsten abschalten würden, zum Beispiel, wenn die Last und der Schmerz, die wir empfinden, unerträglich und übermächtig sind. Aber deine Emotionen sind nicht zum Spaß da. Sie sind weise und wunderbare Lehrer, wenn du auf sie hörst und sie immer besser zu verstehen lernst. Es ist gar nicht nötig, dass du sie sofort verstehst oder dir ihre Bedeutung erklären kannst. Aber in einem Zustand der Ruhe, in dem du aufmerksam zuhören kannst, enthüllen sie dir all die Geheimnisse, die dir dein Körper und dein Geist unter der Oberfläche zuflüstern.

Deine Emotionen haben großen Einfluss auf dein Verhalten, das wiederum deine Lebenserfahrungen, die Chancen und Risiken, die du eingehst, sowie deine Beziehungen prägt. Wenn du wieder eine Verbindung zu deinen Emotionen herstellst, öffnest du die Tür, um die Sprache deines Nervensystems, deines Körpers und deines Geistes und den Austausch zwischen ihnen zu verstehen.

Es ist lohnenswert, sich die Zeit zu nehmen, genau hinzuschauen, was dir ein positives Gefühl in Bezug auf dich selbst und die Welt um dich herum gibt. Gleichzeitig solltest du aber auch lernen, den manchmal unerträglichen Schmerz zu akzeptieren, den du im Zuge von schwierigen Erfahrungen empfindest.

Wenn du wieder mit deinen Gefühlen in Kontakt kommst, kannst du mit ihnen eine gemeinsame Sprache sprechen. Fang an, dich auf eine wirklich nährende Weise um dich selbst zu kümmern. Hör auf deine Intuition und die Weisheit deines Körpers, denn sie werden dir als deine inneren Wegweiser zeigen, wie du dein Leben wirklich erfüllend und sinnvoll gestalten kannst.

Du wirst dir all der Dinge in deinem Leben bewusst werden, deiner Muster, Reaktionen und Verhaltensweisen, die dir vielleicht nicht guttun, und dann behutsam einen Weg einschlagen, der deinen wahren Wünschen und Bedürfnissen entspricht.

Vielleicht fällt es dir schwer, deine Emotionen wahrzunehmen oder sie zu identifizieren, und das ist völlig in Ordnung. Manchmal sind Emotionen so subtil, dass es eine Weile dauert, Worte für sie zu finden und sie zu beschreiben.

Es ist wichtig, das Tempo aus deinem Leben zu nehmen, um eine Emotion körperlich zu spüren. Das ist kein Wettlauf, und wenn du Schwierigkeiten hast, auf deine Emotionen zu hören, bedeutet das nicht, dass etwas nicht stimmt oder bei dir eine Störung vorliegt.

Menschen, die früh in ihrem Leben ein Trauma erlebt haben, fühlen sich oft wie betäubt oder empfinden gar nichts mehr. Wenn das auch auf dich zutrifft, sei beruhigt, denn das ist ein Schutzmechanismus. Dein Körper und dein Gehirn funktionieren perfekt, um dein Überleben zu sichern. Du kannst lernen, wieder zu fühlen. Das ist ein schrittweiser Prozess, und es braucht Zeit, bis du dich wieder auf deine Gefühle einlassen kannst.

Wenn du Mühe hast, deine Emotionen zu identifizieren, versuche zunächst, deine körperlichen Empfindungen zu bestimmen. Gibt es irgendwelche Wahrnehmungen in deinem Körper, die du als körperliche Gefühle identifizieren kannst? Schlägt dein Herz schneller? Hast du ein flaues Gefühl in der Magengegend? Sind dein Nacken oder deine Schultern verspannt? Hast du Kopf- oder Muskelschmerzen? All dies sind körperliche Anzeichen dafür, dass etwas Emotionales in dir vorgeht, und dies zu erkennen, ist der erste Schritt, um die Verbindung zwischen Körper und Geist wiederherzustellen.

Emotionen sind nicht immer leicht zu erkennen oder zu beschreiben. Sie können sehr subtil sein, und es ist völlig in Ordnung, wenn du nicht in Worte fassen kannst, was du gerade fühlst. Es ist auch normal, dass sich das, was du fühlst, wie ein Gemisch verschiedener Emotionen anfühlt: Du kannst Angst haben und gleichzeitig wütend oder traurig sein.

Wichtig ist, dass du das zulässt. Es geht nicht um Richtig oder Falsch, sondern darum, dass du dich mit deinem inneren Erleben verbinden kannst.

Eine Anmerkung zu Trauma

Einschneidende Erlebnisse in rascher Abfolge, chronische oder anhaltende Stressoren, die Bewältigung schwieriger Umstände ohne entsprechende Unterstützungssysteme und ohne auf die Veränderungen vorbereitet zu sein, stellen traumatische Belastungen für das Nervensystem, für Körper und Geist dar.

Traumata und andere Lebenssituationen können die Beziehung zu sich selbst und zu anderen stark beeinflussen, was den emotionalen Stress weiter verstärkt. Doch du kannst trotz eines Traumas wieder lernen, dich mit deinen Emotionen zu verbinden. Denn die Natur hat uns mit allem ausgestattet, was wir für unsere Heilung brauchen. Das bedeutet, dass du mit der Zeit die Verbindung zu deinen Emotionen wiederherstellen kannst, auch wenn du dich völlig von ihnen abgeschnitten fühlst. Mit sanften Übungen beginnst du deine Emotionen allmählich wieder zu verstehen und auszudrücken, ohne dich in ihnen zu verlieren. Das ist der Schlüssel, um die Kontrolle über dich und dein Leben wiederzuerlangen.

Je mehr du die Fähigkeit entwickelst und erweiterst, deine Emotionen zu erkennen und ihnen Raum zu geben, desto eher wirst du eine grundlegende Veränderung in dir feststellen – mehr Mitgefühl für dich selbst und ein größeres Bewusstsein für deine Emotionen und ihren Einfluss auf deinen Körper, deinen Geist und dein Verhalten. Du wirst feststellen, dass du tiefere Beziehungen zu anderen aufbauen kannst und dass sich deine Kommunikationsfähigkeiten positiv verändern. Auf dieser Grundlage sind stabile, respektvolle und partnerschaftliche Beziehungen zwischen dir und anderen Menschen möglich.

Auf deinem Weg durch das Reset-Programm bildet die wunderbare Wahrnehmung deiner Emotionen und Körperempfindungen eine wertvolle Grundlage, um die verschiedenen Strategien der Emotionsregulation auf dich und deine spezifischen Bedürfnisse abzustimmen.

Und du wirst feststellen, dass du positive Emotionen viel häufiger und intensiver erlebst. Dein Leben gewinnt dadurch an Leichtigkeit durch Spielen, Lachen und viele freudvolle Momente.

SICHERE DEINE BASIS, INDEM DU DEINE GRUNDBEDÜRFNISSE ERFÜLLST

Hand hoch, wenn du auch schon mal gedacht hast: *Morgen fange ich ganz sicher mit Sport an* – und dann hast du doch kein bisschen trainiert … Kein Grund, sich zu schämen! So ging es mir schon oft!

In einer Zeit, in der wir alle ständig beschäftigt sind, kann es leicht passieren, dass wir nichts von dem tun, von dem wir eigentlich wissen, dass es uns guttun würde, und es auf die lange Bank schieben. Zwischen Arbeit, endlosen Rechnungen und dem Versuch, Beziehungen zu pflegen und einigermaßen gesund zu bleiben, versuchen wir ständig, unsere Bedürfnisse zu befriedigen.

Abraham Maslow hat die menschlichen Bedürfnisse in eine leicht verständliche Struktur gebracht, die als Bedürfnishierarchie bezeichnet wird:

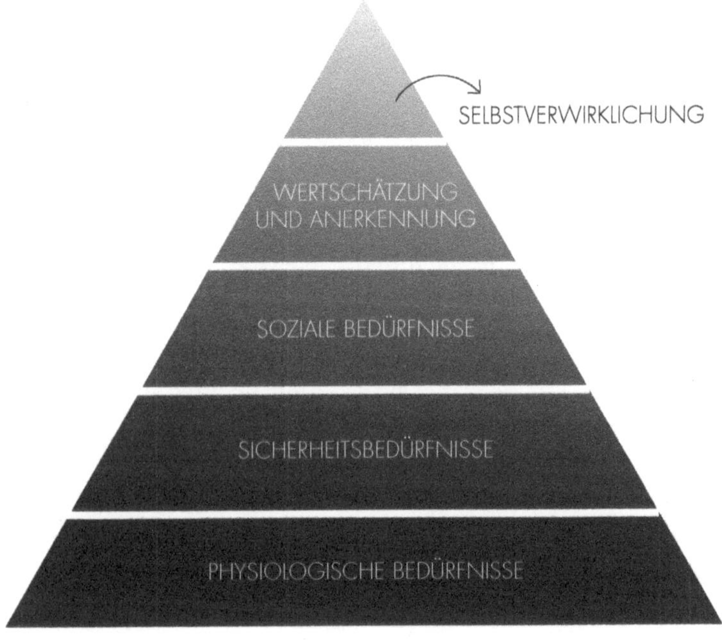

Die fünf Ebenen bauen aufeinander auf, wobei das Bedürfnis nach Selbstverwirklichung an oberster Stelle steht.

Auf die einzelnen Bedürfnisse gehen wir gleich noch genauer ein. Ich stelle dir die Maslow'sche Bedürfnishierarchie vor, weil du damit ganz einfach herausfinden kannst, welche deiner Bedürfnisse du stärker berücksichtigen und befriedigen solltest.

Die meisten Menschen – und vielleicht auch du – haben ein tiefes Bedürfnis nach Selbstverwirklichung: Sie streben danach, ihr Potenzial voll auszuschöpfen, ihren Neigungen nachzugehen und ihre Kreativität auszuleben. Doch trotz dieses großartigen Strebens vergessen wir oft, die notwendigen Voraussetzungen zu schaffen, um unsere Bedürfnisse zu verwirklichen.

Das gilt auch für den Heilungsprozess. Wir wollen verarbeiten, loslassen und uns einfach besser fühlen, aber wenn die Grundlagen dafür fehlen, geht die Entwicklung viel häufiger in die andere Richtung.

Das führt unweigerlich zu einem Gefühl des Versagens und der Hilflosigkeit, also genau dem Gegenteil von dem, was wir hier und jetzt erreichen wollen. Nein, in dieser Phase des Reset-Programms legst du ein starkes Fundament, das Stabilität in alle Bereiche deines Seins bringt und es dir ermöglicht, dein Leben auf eine völlig neue und aufregende Weise zu gestalten, die du dir jetzt noch gar nicht vorstellen kannst.

Doch dafür müssen zunächst einmal deine Grundbedürfnisse gestillt werden, um wirklich Raum für Heilung und Erneuerung zu schaffen.

Lass uns gemeinsam tiefer in jedes dieser menschlichen Bedürfnisse eintauchen.

Physiologische Bedürfnisse

Dazu gehören körperliche Grundbedürfnisse wie zum Beispiel Essen und Trinken sowie die Fähigkeit des Körpers, durch Homöostase einen stabilen und konstanten inneren Zustand aufrechtzuerhalten, beispielsweise die Regulation der Körpertemperatur auf 37 Grad Celsius.

Die Erfüllung der physiologischen Bedürfnisse wie Nahrungsaufnahme und Schlaf ist wichtig für das körperliche Wohlbefinden. Wer Hunger hat, denkt an nichts anderes als ans Essen. Und wer zu wenig schläft, hat am nächsten Tag schlechte Laune.

Weitere physiologische Bedürfnisse sind saubere Luft zum Atmen, Kleidung, die den äußeren Bedingungen angepasst ist, ein sicheres Dach über dem Kopf und die Möglichkeit, sich fortzupflanzen.

Sicherheitsbedürfnisse

Nachdem deine physiologischen Bedürfnisse befriedigt sind, geht es darum, eine sichere Umgebung zu schaffen.

Kinder brauchen eine sichere und verlässliche Umgebung. Wird dieses Bedürfnis nicht befriedigt, reagieren sie mit Angst oder Unruhe.

Auch im Erwachsenenalter bleibt das Bedürfnis nach einer sicheren und berechenbaren Umgebung bestehen. Wir streben nach Schutz vor Gewalt und Übergriffen, streben nach emotionaler Stabilität und Wohlbefinden sowie nach medizinischer Versorgung und finanzieller Sicherheit. Das gibt uns das Gefühl, wesentliche Aspekte unseres Lebens unter Kontrolle zu haben.

Soziale Bedürfnisse

Auf der nächsten Ebene geht es um die Befriedigung deines Bedürfnisses nach Zugehörigkeit und sozialer Verbundenheit. Der Mensch ist von Natur aus ein soziales Wesen und verspürt das Bedürfnis, sich als Teil von etwas Größerem zu fühlen – wir wollen nicht nur geliebt werden, sondern auch andere lieben.

In der Kindheit lernen wir, uns in Gruppen Gleichaltriger zu integrieren, und entwickeln Beziehungen zu Freunden und Familienmitgliedern, die uns ein Gefühl der Zugehörigkeit vermitteln.

Als Erwachsene ist es für uns wichtig, neue Freundschaften zu schließen und bestehende Beziehungen zu pflegen.

Die Forschung vertieft ständig unser Verständnis davon, wie die Bedürfnisse nach Liebe und Zugehörigkeit unser Wohlbefinden beeinflussen. So wirkt sich zum Beispiel Isolation – das Gefühl, keine sozialen Kontakte zu haben – negativ auf die körperliche Gesundheit aus. Umgekehrt sind stabile Beziehungen mit guter körperlicher Gesundheit verbunden.

Wertschätzung und Anerkennung

Das Bedürfnis nach Selbstachtung oder Anerkennung für das, was uns als Individuen ausmacht, ist ein wichtiger Teil unseres Gefühlslebens und unserer inneren Stimme.

Das Selbstwertgefühl umfasst die beiden Komponenten Selbstvertrauen und Selbstachtung. Letzteres beinhaltet Wertschätzung und Anerkennung der eigenen Leistung durch andere. Wenn dein Bedürfnis nach Wertschätzung erfüllt ist, ist dein Selbstbewusstsein stärker und du hältst dich für wertvoll. Unerfüllte Bedürfnisse in diesem Bereich machen dich wiederum anfällig für Minderwertigkeitsgefühle.

Selbstverwirklichung

Selbstverwirklichung ist der Wunsch, alles zu erreichen, was dir zu erreichen möglich ist. Es ist das Streben nach persönlichem Wachstum, nach Entfaltung des eigenen Potenzials und nach innerer Reifung. Es geht um die Erfüllung in deinem Leben, die sich einstellt, weil du deinem Herzen folgst – ein Prozess des Werdens, nicht des bloßen Seins.

Um dein volles Potenzial zu entfalten, musst du mit deinen Gefühlen und Emotionen verbunden sein und sie angemessen ausdrücken können. Ebenso wichtig ist es, dir deiner Stärken und Schwächen bewusst zu sein und auch die der anderen zu erkennen.

Jeder Mensch findet seine ganz persönliche Form der Selbstverwirklichung. Das kann bedeuten, anderen zu helfen oder sich künstlerisch oder kreativ zu entfalten. Selbstverwirklichung manifestiert sich in dem Gefühl, genau das zu tun, was unserer Bestimmung entspricht.

BEDÜRFNISSE ÄNDERN SICH STÄNDIG

So dynamisch und fließend wie die einzelnen Phasen in diesem Buch sind, so sind auch deine Bedürfnisse in ständiger Bewegung. So wie du die Höhen und Tiefen des Lebens meisterst, bewegst du dich auch in der Bedürfnispyramide ständig auf und ab. Es gibt Zeiten, in denen du dich vollkommen sicher und geliebt fühlst und deine Träume verwirklichen kannst. Dann wieder hast du das Gefühl, für die Erfüllung bestimmter Bedürfnisse kämpfen zu müssen.

Das wiederholt sich immer wieder, und es ist ein ständiger Prozess, deine Bedürfnisse wahrzunehmen und zu befriedigen. So ist es ja auch nicht damit getan, einmal im Leben dein physiologisches Bedürfnis nach Essen zu befriedigen und danach nie wieder etwas zu dir zu nehmen.

Vielleicht sind bei dir bestimmte Empfindungen aufgekommen, als du den Text über die verschiedenen Bedürfnisse gelesen hast. Vielleicht waren dir einige dieser Bedürfnisse unangenehm, oder es fiel dir schwer, darüber zu lesen, während du über dein derzeitiges Leben nachgedacht hast. Vergiss nicht, dass es immer weitergeht, egal wo du jetzt stehst.

Wir werden gemeinsam deine persönliche Bedürfnishierarchie erstellen. Auf dieser Basis kannst du dich mit deinen elementaren und wichtigen Bedürfnissen auseinandersetzen, um die nächsten Schritte auf deinem Heilungsweg zu gehen.

Jeder Mensch hat die Chance, die richtigen Werkzeuge zu finden, um die Spitze der Pyramide zu erklimmen.

Verstehe deine persönliche Bedürfnishierarchie

Nimm dein Tagebuch, ein Blatt Papier oder deinen Laptop zur Hand und beantworte die folgenden Fragen. Es ist sehr wichtig, dass du dir dafür genügend Zeit nimmst, denn durch diesen Prozess wirst du Bedürfnisse erkennen, die vielleicht etwas mehr Aufmerksamkeit benötigen.

Lies dir deine Antworten immer wieder durch. Denk daran, dass deine Bedürfnisse sich ständig ändern. Wenn du das Gefühl hast, nicht weiterzukommen, schau dir deine Antworten noch einmal an. Denk immer wieder über deine Bedürfnisse nach.

Bist du bereit?

Physiologische Bedürfnisse

Ernährung

Esse ich genug, um meinen Körper und meinen Geist zu stärken?

____

Welche Möglichkeiten habe ich, um dieses Bedürfnis zu befriedigen? Können dir zum Beispiel Familie und Freunde helfen, eine Tafel oder andere gemeinnützige Organisationen? Liste sie hier auf:

____

____

____

Kann ich meinen Körper auch anders ernähren, um mein Bedürfnis zu befriedigen?

____

____

____

Trinkwasser

Habe ich Zugang zu sauberem Wasser?

____

____

____

Welche Möglichkeiten habe ich, um dieses Bedürfnis zu befriedigen? Liste sie hier auf:

____

____

Trinke ich täglich genügend Wasser, um meinen Körper und meinen Geist zu unterstützen? *(2 bis 3 Liter pro Tag)*

Schlaf

Wie ist meine durchschnittliche Schlafqualität?

Welche Möglichkeiten habe ich, dieses Bedürfnis zu befriedigen? Liste sie unten auf:

Berücksichtige dabei deine Schlafhygiene: Gehst du immer zur gleichen Zeit ins Bett? Stehst du immer zur gleichen Zeit auf? Führst du ein Abendritual durch? Lässt du abends nur wenig Licht brennen? Isst du spätestens zwei Stunden vor dem Schlafengehen nichts mehr? Schläfst du in einem dunklen Raum? Benutzt du Ohrstöpsel, um Geräusche zu reduzieren? Ist die Raumtemperatur nicht höher als 18 Grad Celsius, sodass du gut schlafen kannst?

Kann ich länger schlafen, um meinen Körper und meinen Geist zu unterstützen?

____

____

____

Sicherheitsbedürfnisse

Wie fühle ich mich in meinem Umfeld?

____

____

____

Welche Möglichkeiten habe ich, um dieses Bedürfnis zu befriedigen?

____

____

____

Was kann ich tun, um mich in dieser Umgebung noch sicherer zu fühlen?

____

____

____

Soziale Bedürfnisse

Habe ich unterstützende Beziehungen?

____

____

Welche Möglichkeiten habe ich, um dieses Bedürfnis zu befriedigen?

Wie kann ich meine Beziehungen vertiefen, damit ich mich noch stärker zugehörig fühle?

Wertschätzung und Anerkennung

Wie denke ich über mich selbst?

Fühle ich mich von anderen wertgeschätzt?

Welche Möglichkeiten habe ich, um dieses Bedürfnis zu befriedigen?

Wie kann ich mein Selbstvertrauen bewusst stärken?

SICHERE DEINE BASIS DURCH CONTAINMENT-ÜBUNGEN

Wenn ich als Kind Angst hatte oder Lärm und Streit nicht ertragen konnte, habe ich mir intuitiv die Hände auf die Ohren gepresst oder sie um den Kopf gelegt. Dieses instinktive Verhalten dämpfte nicht nur die beängstigenden Geräusche, sondern gab mir auch das Gefühl, mich innerhalb sicherer Grenzen zu befinden. Das hatte eine so enorm beruhigende Wirkung auf mich, dass ich diese Haltung auch dann beibehielt, wenn der Lärm oder die Angst längst vorüber waren.

Damals wusste ich noch nicht, warum es sich so gut anfühlte, es war einfach so.

Auch als temperamentvoller Teenager mit Liebeskummer und anderen Problemen hielt ich meinen Kopf, wenn ich mal wieder traurig und zusammengerollt auf meinem Bett lag.

Wahrscheinlich hast du auch schon bei anderen Menschen beobachtet, dass sie in schlimmen oder unerwarteten Situationen die Hände heben und sich auf die Wangen legen. Wenn jemand traurig oder krank ist, hält er vielleicht auch seinen Kopf oder legt seine Arme wie bei einer Umarmung um sich.

Hast du schon Situationen erlebt, in denen du dich selbst »gehalten« hast? Ich lege zum Beispiel unbewusst meine linke Hand auf meine rechte Schulter, wenn ich gestresst oder ängstlich bin.

Bis vor ein paar Jahren habe ich nie darüber nachgedacht, bis ich die Containment- oder Selbstregulationsübungen kennengelernt habe.

Was bedeutet Containment?

In Momenten intensiver Emotionen, traumatischer Erinnerungen, Angst und Stress erleben wir oft ein Gefühl innerer Zerrissenheit. Unsere Gedanken können so überwältigend sein, dass sie wie ein unkontrollierbares Chaos aus allen Richtungen auf uns einprasseln und uns jede Kontrolle zu entgleiten scheint.

Diese übermächtigen Gedanken, Empfindungen und Emotionen können so groß werden, dass sie unsere Existenz zu überschatten drohen. An diesem Punkt setzen die Containment-Übungen an.

Diese Übungen zur Selbstregulation sind einfach anzuwenden und ermöglichen uns ein Gefühl des Umfasst- und Gehaltenseins, sowohl physisch als auch psychisch. Sie geben dir die Kraft, das scheinbar Unkontrollierbare mithilfe deines Körpers zu bändigen und die Kontrolle über dich und dein inneres Geschehen wiederzuerlangen.

In gewisser Weise erinnern dich die Containment-Übungen daran, dass dein Körper klare Grenzen hat. Die Gedanken, Empfindungen und Emotionen, die du erlebst, bewegen sich alle innerhalb dieser Grenzen. Indem du dich selbst hältst, spürst du deine physischen Grenzen; du nimmst deinen Körper wahr und die Energie, die in seinem Inneren pulsiert. Und das hat eine beruhigende Wirkung auf dein Nervensystem, weil du durch die bewusste Wahrnehmung deiner physischen Grenzen spürst, dass du präsent und in deinem Körper verankert bist.

Interessanterweise haben Studien gezeigt, dass bestimmte Berührungen, zum Beispiel das tiefe Berührtsein, wenn der Kopf sanft gehalten wird, die Herzfrequenzvariabilität (HFV) erhöhen und das ventral-vagale System aktivieren können.

Wie können wir nun dieses Wissen nutzen, um Sicherheit zu schaffen, wenn wir von heftigen Emotionen überwältigt werden?

Im Folgenden stelle ich dir fünf verschiedene Übungen zur Selbstregulation vor, die du ausprobieren kannst, um herauszufinden, welche sich für dich am wohltuendsten anfühlt. Ich möchte dich ermutigen, diese Übungen kennenzulernen, indem du die Positionen variierst und veränderst, um den für dich besten Ansatz zu finden. Manchen mag es besonders guttun, den Hinterkopf zu halten, für andere ist es vielleicht die Stirn.

Bei diesen Übungen gibt es kein Richtig oder Falsch. Entscheidend ist, was sich für dich am besten anfühlt. Achte also während der Übungen auf deinen Körper, um wirklich zu spüren, wie du darauf reagierst.

Containment- und Selbstregulationsübungen

Du kannst in jeder Position mit beiden Händen arbeiten – wähle einfach, was sich für dich am natürlichsten anfühlt.

Während der Übung solltest du dich auf die Empfindungen in deinem Körper einlassen. Nimm sie einfach nur wahr, spüre und fühle sie, ohne Energie darauf zu verwenden, sie zu verändern. Vielleicht spürst du die Form, die Farbe oder die Energie deiner Empfindungen oder du benennst einfach die Gefühle, die kommen und gehen.

Du kannst alle Übungen nacheinander machen oder du wählst eine Übung aus und machst nur diese. Halte jede Position mindestens 60 Sekunden lang oder bis du eine Veränderung in deinem Körper oder deinem Geist spürst.

Schläfen

Leg die Hände mit den Handflächen nach unten an deine Schläfen. Stell dir vor, wie du mit deinen Händen das Gefäß umgibst, das deine Gedanken birgt – eine Art mentales Geheimfach. Nimm das Gefühl zwischen diesen Begrenzungen wahr und beobachte, wie es sich zwischen deinen Händen hin- und herbewegt.

Stirn und Hinterkopf

Leg eine Hand auf deine Stirn und die andere an den Hinterkopf. Nimm den Bereich dazwischen wahr – dort, wo du alle Gedanken festhältst, die dir durch den Kopf gehen.

Stirn und Herz

Leg eine Hand auf deine Stirn und die andere auf dein Herz. Konzentriere dich und nimm alle Empfindungen zwischen diesen beiden Punkten wahr.

Herz und Bauch

Leg eine Hand auf dein Herz und die andere auf deinen Bauch – entweder über, auf oder unter dem Bauchnabel. Beweg deine Hand zu der Stelle, die sich am angenehmsten anfühlt. Nimm alle Empfindungen wahr, die sich zwischen diesen beiden Bereichen deines Körpers hin- und herbewegen.

Brustmitte und Schädelbasis

Finde mit einer Hand den Punkt, an dem sich dein Brustkorb nach links und rechts teilt. Dieser Punkt liegt über dem Bauchnabel und direkt unter der Brustmitte. Leg deine andere Hand an die Schädelbasis, etwas oberhalb des Nackens. Nimm die Empfindungen zwischen diesen beiden Begrenzungen wahr und wie sie sich zwischen deinen Händen bewegen.

SICHERE DEINE BASIS MITHILFE DEINES KÖRPERS

Als ich etwa 15 Jahre alt war, ging meine ganze Familie zum Abendessen in ein Restaurant. Ich bestellte Singapur-Nudeln, eines meiner Lieblingsgerichte.

Sie schmeckten zwar wirklich lecker, aber was danach kam, war einfach nur schrecklich. Wenn du schon mal eine Lebensmittelvergiftung hattest, kennst du das Gefühl nur zu gut: Du merkst plötzlich, dass irgendetwas nicht stimmt, und danach spuckt dein Körper stundenlang alles wieder aus, was du gegessen hast. Als ich das nächste Mal auf einer Speisekarte »Singapur-Nudeln« las, wurde mir fast genauso schlecht, obwohl das Ganze schon eine ganze Weile her war. Und warum? Obwohl ich gar nichts von den Nudeln gegessen hatte, signalisierte mir jede Faser meines Körpers: *Denk nicht mal dran, das zu essen!* Schon beim Gedanken an das Gericht wurde mir übel.

Wir sind mit einem eingebauten Überlebensmechanismus ausgestattet, der sich alles merkt, was unserer Gesundheit schaden oder unser Überleben bedrohen könnte. Sobald etwas als bedrohlich eingestuft wird, tut der Körper alles in seiner Macht Stehende, um sicherzustellen, dass die gleiche Situation nicht noch einmal eintritt. Die Amygdala nutzt Mechanismen wie die Übergeneralisierung, um sicherzustellen, dass unser Körper und unser Gehirn auf selbst nur entfernt ähnliche Bedrohungen mit der gleichen Intensität reagieren.

Bei einer Lebensmittelvergiftung ist das Ekelgefühl eine der stärksten und unmittelbarsten Reaktionen, die Körper und Gehirn auslösen, um dich davon abzuhalten, denselben Fehler noch einmal zu begehen.

Dieses Prinzip gilt für alle Trigger, auch für die Menschen in unserem Leben oder in unserem Umfeld. Wenn dich eine nahestehende Person verletzt hat, zum Beispiel ein übergriffiger Elternteil, kann die Übergeneralisierung dazu führen, dass du auch andere Menschen als gefährlich einstufst.

Diese Trigger wirken zwar viel subtiler als eine Lebensmittelvergiftung, aber bei näherer Betrachtung zeigt sich, dass diese weitreichenden Übergeneralisierungen auf Erfahrungen in allen Lebensbereichen beruhen. Diese Muster verfestigen sich, wenn uns Menschen oder unser Umfeld wiederholt verletzen oder Leid zufügen. Durch die Häufung solcher Erfahrungen kann unser Sicherheitsgefühl instabil werden. Was wir bisher als sicher empfunden haben, verliert an Sicherheit, und unsere Vorstellung von Sicherheit verengt sich so sehr, dass wir vielleicht sogar unsere eigenen Empfindungen, Gedanken und Gefühle als etwas Unsicheres und Bedrohliches wahrnehmen.

Um unser persönliches Sicherheitsgefühl wiederzuerlangen, müssen wir uns zunächst in unserem eigenen Körper sicher und selbstbewusst fühlen.

Körperübungen zur Förderung des Sicherheitsgefühls

Bienenatmung

Bhramari Pranayama oder Bienenatmung ist eine wirkungsvolle Atemtechnik zur Beruhigung von Körper und Geist. Diese Atemtechnik ist nach der schwarzen indischen Biene Bhramari benannt, da man beim Ausatmen summt wie eine Biene. Das Sanskrit-Wort »Pranayama« setzt sich aus den Begriffen *prana* für »Lebensenergie« und *yama* für »Kontrolle« zusammen.

Das Summen erfordert Kontrolle über deine Ein- und Ausatmung und kann als Beruhigungstechnik eingesetzt werden. Durch die Verlangsamung der Ausatmung wird das parasympathische Nervensystem aktiviert. Zahlreiche Studien belegen, dass eine langsame, tiefe Zwerchfellatmung die Herzfrequenz und den Blutdruck senken kann, während gleichzeitig die Herzfrequenzvariabilität erhöht wird. Bei dieser Übung aktiviert die Stimme auch den Vagusnerv, der mit dem Kehlkopf (Larynx) in Verbindung steht.

1. Nimm eine bequeme Sitzposition mit geradem Rücken ein. Erlaube dir, leicht zu lächeln. Du kannst diese Übung mit geschlossenen Augen durchführen oder deinen Blick auf einen Punkt vor dir richten und deine Augen entspannen.
2. Leg deine Zeigefinger auf die Knorpel (Tragus) deiner Ohrmuscheln, die sich zwischen Wange und Ohr am Eingang des Gehörgangs befinden.
3. Zähl beim Einatmen bis vier und summe beim Ausatmen wie eine Biene. Drück beim Summen leicht auf den Tragus.
4. Die besten Ergebnisse erzielst du mit einem höheren Summton,

den du durch deine Lippen, dein Gesicht und deine Kehle vibrieren spürst.

5. Nach dem Ausatmen nimmst du den Druck vom Tragus, hältst zwei, drei Sekunden inne und atmest dann wieder ein.
6. Wiederhole diese Übung fünf- bis zehnmal.
7. Wenn du die Übung beendet hast, halte deine Augen geschlossen oder richte deinen Blick für etwa eine Minute entspannt aus. Achte auf alle körperlichen Empfindungen, die du wahrnimmst.

Arme schwingen

Rhythmische Bewegung ist ein wesentlicher Bestandteil des menschlichen Lebens. Unsere Atmung folgt einem Rhythmus, wichtige Funktionen und Prozesse im Körper unterliegen dem zirkadianen Rhythmus, unser Gang und sogar die Kaubewegungen beim Essen folgen einem bestimmten Rhythmus. Schon im Mutterleib sind wir rhythmischen Mustern ausgesetzt, zum Beispiel dem Herzschlag der Mutter. Im Säuglingsalter wirken rhythmische Schaukelbewegungen beruhigend auf das Nervensystem und vermitteln ein Gefühl von Sicherheit. Auch im Erwachsenenalter sind rhythmische Bewegungen eine wirksame Quelle der Beruhigung. Diese Bewegungen sprechen das vestibuläre System für Gleichgewicht, das propriozeptive System für Körperwahrnehmung sowie das taktile System an und wirken beruhigend und regulierend auf das Gehirn und den Körper.

1. Stell dich aufrecht hin, lass die Arme seitlich hängen und stell die Füße schulterbreit auf.
2. Verlagere dein Gewicht vom linken auf den rechten Fuß. Dabei schwingst du den linken Arm vor dem Körper nach rechts und legst ihn kurz über den rechten Arm.

3. Dann verlagerst du dein Gewicht in einer Schaukelbewegung wieder auf den linken Fuß, schwingst gleichzeitig den rechten Arm nach links und legst ihn über den linken Arm.
4. Führe diese rhythmische Bewegung drei bis fünf Minuten lang aus.

SICHERE DEINE BASIS DURCH TECHNIKEN ZUR SELBSTREGULATION

Wie wir in Kapitel 3 gelernt haben, ist ein reguliertes Nervensystem belastbarer. Aber wie kannst du dein Nervensystem belastbarer machen? Der erste Schritt zur Regulierung deines Nervensystems besteht darin, dein Bewusstsein und dein Verständnis für die natürlichen Veränderungen seiner verschiedenen Zustände zu vertiefen.

Du weißt vielleicht, dass du dich in einem aktivierten Kampf-oder-Flucht-Zustand befindest, hast aber vielleicht einige der Trigger und körperlichen Anzeichen übersehen, die dich überhaupt erst in diesen Zustand gebracht haben.

Eine Landkarte deines Nervensystems mag dir auf den ersten Blick etwas seltsam erscheinen, aber es ist ein erstaunlich einfach anzuwendendes Werkzeug, vor allem, wenn du in dieser Phase bereits damit begonnen hast, tägliche Stimmungs- und Sorgenprotokolle zu führen. Wenn du noch nicht damit angefangen hast, ist das auch in Ordnung, aber betrachte es als Zeichen, jetzt damit zu beginnen!

Eine Landkarte deines Nervensystems in deinem Werkzeugkasten vermittelt dir ein ganzheitliches Bild deines Nervenzustands –

sie umfasst die Trigger, die deine Erregung in eine bestimmte Richtung lenken, also nach oben oder unten, und die Glimmer oder Auslöser für Gegenstressreaktionen, die du lernst, aufzubauen. Außerdem lernst du, wie du die verschiedenen Zustände individuell erleben kannst, um dein Körperbewusstsein zu steigern und gleichzeitig deine persönlichen Bedürfnisse zu erfüllen.

Wie du eine Landkarte deines Nervensystems erstellst

Für die Landkarte gehen wir jeden Zustand deines Nervensystems durch und beschreiben ihn kurz mit ein paar Worten. Das hilft dir, die Zustände in dir zu erkennen und sie bewusst wahrzunehmen.

Bevor wir damit beginnen, solltest du dir noch einmal die drei Zustände des Nervensystems nach der Polyvagal-Theorie ansehen: der Kampf-oder-Flucht-Zustand, der dorsal-vagale Zustand und der ventral-vagale Zustand.

Nun folgt ein kleiner Crashkurs zu zwei weiteren wichtigen Begriffen:

Trigger

Ein Trigger kann alles sein – eine Person, ein Ort, eine Sache, ein Ereignis oder eine Situation –, was eine starke emotionale oder physiologische Reaktion in dir hervorruft. Auch ein Sinnesreiz kann ein Trigger sein, zum Beispiel der Duft von frisch gebackenen Plätzchen oder der Anblick einer Person mit roten Haaren, weil dich das an einen Ex-Partner erinnert.

Glimmer

Der Begriff »Glimmer« wurde von Deb Dana geprägt, einer Therapeutin, Beraterin, Autorin und Speakerin mit Spezialisierung auf komplexe Traumata. Glimmer sind unsere Lichtblicke, kleine Momente oder Ereignisse, die Freude, Gelassenheit oder Frieden mit sich bringen. Sie können unser Nervensystem dazu bringen, ruhig und entspannt zu bleiben. Das kann alles Mögliche sein: das Lächeln einer fremden Person, der Vollmond, der hell am Himmel steht, oder dein Lieblingslied, das du dir immer wieder anhörst. Diese Reize bewirken, dass das Nervensystem in einen Zustand der Sicherheit und Entspannung übergeht.

Jeder der drei verschiedenen Zustände bildet zusammen mit den Triggern und Glimmern die Landkarte deines Nervensystems.

Jetzt müssen wir sie nur noch erstellen. Bist du bereit? Beantworte die folgenden Fragen so genau wie möglich. Wenn du an einer Stelle nicht weiterkommst oder überfordert bist, mach einfach eine Pause, bis du dich wieder besser fühlst.

Die Landkarte meines Nervensystems

Meine Trigger:
Zähle alles auf, was dich aus dem Gefühl von Sicherheit, Ruhe oder Erdung reißt.

1. **Beispiel:** Wenn mir jemand nicht Bescheid sagt, dass er sich verspätet.
2. ______________________________
3. ______________________________
4. ______________________________

5. ______________________________
6. ______________________________
7. ______________________________
8. ______________________________
9. ______________________________

Meine Glimmer:
Zähle alles auf, was dir ein Lächeln ins Gesicht zaubert. Was gibt dir ein gutes Gefühl? Wodurch fühlst du dich verbunden?

1. **Beispiel:** Wenn ich jemanden sehe, der etwas Gutes tut.
2. ______________________________
3. ______________________________
4. ______________________________
5. ______________________________
6. ______________________________
7. ______________________________
8. ______________________________
9. ______________________________
10. ______________________________

Im Kampf-oder-Flucht-Zustand fühle ich mich:
Zähle alle Empfindungen, Gefühle, Emotionen, Denkmuster oder Verhaltensweisen auf, die du im Zustand der Übererregung wahrnimmst.

1. **Beispiel:** Unter der Oberfläche spüre ich eine unkontrollierbare Energie.

2. ______________________________
3. ______________________________
4. ______________________________
5. ______________________________
6. ______________________________
7. ______________________________
8. ______________________________
9. ______________________________
10. ______________________________

Im dorsal-vagalen Zustand des Shutdown fühle ich mich:
Zähle alle Empfindungen, Gefühle, Emotionen, Denkmuster oder Verhaltensweisen auf, die du im Zustand der Untererregung wahrnimmst.

1. **Beispiel:** Ich habe ein Gefühl der Schwere in meinem Körper, als ob ich mich nicht bewegen könnte.
2. ______________________________
3. ______________________________
4. ______________________________
5. ______________________________
6. ______________________________
7. ______________________________
8. ______________________________
9. ______________________________
10. ______________________________

Im ventral-vagalen parasympathischen Zustand fühle ich mich:
Zähle alle Empfindungen, Gefühle, Emotionen, Denkmuster oder Verhaltensweisen auf, die du im ventral-vagalen Zustand wahrnimmst.

1. **Beispiel:** Ich fühle mich präsent – konzentriert, aber nicht auf etwas fixiert.
2. ______________________________
3. ______________________________
4. ______________________________
5. ______________________________
6. ______________________________
7. ______________________________
8. ______________________________
9. ______________________________
10. ______________________________

Wow! Du hast soeben eine Landkarte deines Nervensystems erstellt, was bedeutet, dass du nicht nur deine Selbst- und Körperwahrnehmung aktiv verbessert hast, sondern auch den ersten Schritt zur Regulierung deines Nervensystems getan hast!

Das nächste Puzzleteil ist die Zusammenstellung einer Auswahl von Werkzeugen zur Selbstregulierung, die du für die verschiedenen Zustände, in denen du dich befindest, nutzen kannst.

Damit meine ich, dass das, was für einen Aktivierungs-, also Kampf-oder-Flucht-Zustand funktioniert, nicht unbedingt das richtige Werkzeug für eine dorsal-vagale Reaktion wie einen Shutdown ist.

Die Landkarte deines Nervensystems hilft dir, alle Zustände auf der Basis deiner Bedürfnisse und Wünsche positiv zu beeinflussen. Als Nächstes werden wir uns drei Maßnahmen für Zustände der Übererregung (Kampf-oder-Flucht-Reaktion) und dorsal-vagaler Untererregung ansehen.

Aber bitte sei offen für alles. In dieser Phase hast du viele verschiedene Möglichkeiten kennengelernt, um Sicherheit zu erlangen, zum Beispiel die Containment-Übungen. Vielleicht stellst du fest, dass diese Übungen besonders gut funktionieren, wenn du in einem aktivierten Zustand bist. Ich möchte, dass du ganz deiner Intuition folgst. Wenn du dich mit Containment-Übungen am wohlsten fühlst, dann sind sie vielleicht geeignet, um Übererregung zu regulieren.

Probier einfach alles aus. Stell dir vor, du wärst eine begeisterte Wissenschaftlerin oder ein richtiger Nerd: Du testest viele verschiedene und neue Techniken und experimentierst wild herum. Wenn etwas für dich nicht funktioniert, ist das in Ordnung! Das hat nichts mit dir persönlich zu tun, sondern bedeutet nur, dass es im Moment nicht das richtige Werkzeug für dich ist, und du probierst etwas anderes aus.

Klingt gut, oder?

Möglichkeiten zur Regulierung von Übererregung

- **Propriozeptiver sensorischer Input:** Propriozeptive Stimulation ist die Fähigkeit des Körpers, seine Position im Raum bei Bewegung zu bestimmen, vergleichbar mit Druckrezeptoren. Dies kann durch gewichtsbasierte Übungen wie Liegestütze und Krabbeln stimuliert werden, durch Widerstandsübungen wie Drücken und Ziehen, durch Krafttraining, kardiovaskuläres Training wie Laufen und Springen, Kauen fester Nahrung und durch kräftigen Druck – es geht nichts über eine innige Umarmung! Jede dieser Aktivitäten ist nicht nur für deinen Körper, sondern auch für dein Nervensystem von Vorteil.

- **Kälteexposition:** Stresshormone werden abgebaut, und die Aktivierung der Amygdala wird gedämpft. Depressionen, Angstzustände und andere Befindlichkeitsstörungen werden nachweislich gelindert, während das Nervensystem reguliert wird. Außerdem wird der Stoffwechsel beschleunigt und die Immunabwehr gestärkt. Versuch es mit einer kalten Dusche, einem kalten Gesichtsbad oder leg einen in ein dünnes Tuch gewickelten Eisbeutel auf deine Brust und Wangen.
- **Singen:** Der Vagusnerv ist mit den Stimmbändern und den Muskeln im hinteren Rachenraum verbunden. Das bedeutet, dass Singen, Chanten, Summen oder Gurgeln dich in einen Zustand der Ruhe und Entspannung versetzen kann. Singen aktiviert den Vagusnerv und wirkt sich positiv auf die Psyche aus, egal ob du lieber unter der Dusche oder im Chor singst.

Möglichkeiten zur Regulierung von Untererregung

- **Natürliches Licht:** Helles Sonnenlicht wirkt beruhigend auf die Nerven. Es regt die Produktion von Melatonin an, senkt den Cortisolspiegel und reguliert so den zirkadianen Rhythmus. Sonnenlicht führt zu einem Anstieg von Botenstoffen wie Serotonin, was sich positiv auf das Wohlbefinden auswirkt. Es wird empfohlen, sich bei Sonnenschein zu verschiedenen Tageszeiten für fünf bis zehn Minuten im Freien aufzuhalten. Bei bedecktem Himmel solltest du etwa 20 bis 30 Minuten einplanen, um den positiven Einfluss des Sonnenlichts zu maximieren.

- **Entspannungsmusik:** Musik, die den Geist entspannt, kann helfen, das parasympathische Nervensystem zu aktivieren. Ruhige Musik senkt den Blutdruck sowie die Herz- und Atemfrequenz. Bestimmte Frequenzen wirken sich besonders positiv auf Körper und Geist aus. Studien haben gezeigt, dass Musik mit einer Frequenz von 432 Hz – das sind etwa 100 Schwingungen pro Sekunde weniger als die 440 Hz der meisten modernen Instrumente – eine beruhigende Wirkung hat.
- **Entspannungsbad oder heiße Dusche:** Studien zeigen, dass ein warmes Wannenbad oder eine heiße Dusche das sympathische Nervensystem und damit den Körper entspannen. Die Zugabe von Bittersalz erhöht den Magnesiumspiegel, was ebenfalls zur Entspannung beiträgt. Ein paar Tropfen ätherisches Öl und ruhige Musik sprechen alle Sinne an und machen dieses wohltuende Badeerlebnis noch angenehmer.

WIE DU DIE ÜBUNGEN IN DEINEN ALLTAG INTEGRIEREN KANNST

In dieser Phase hast du viele Maßnahmen, Werkzeuge und Methoden kennengelernt, die du nutzen kannst, um einen sicheren Raum und Halt in deinem Körper zu finden. Dies bildet die Grundlage, das solide Fundament und die sichere Verankerung für deinen Geist und Körper, damit du in der zweiten Phase des Programms deine Erfahrungen, Empfindungen, Gedanken und Emotionen weiter erforschen kannst.

So wie das Betonfundament eines neuen Hauses Zeit braucht, um sich zu setzen und zu härten, gilt dies auch für die neuen Techniken und Methoden. Damit diese Übungen, Werkzeuge und Methoden wirklich kraftvolle Veränderungen in deinem Leben bewirken können, musst du sie in deinen Alltag integrieren.

Das ist der wichtigste Schritt auf deinem Weg zur Heilung, aber weil wir es oft so eilig haben, vorwärtszukommen, wird er gerne vernachlässigt. Damit das Gelernte zu einer festen Gewohnheit wird, musst du bereit sein, es konsequent und regelmäßig anzuwenden.

Es ist unrealistisch, jeden Tag jedes einzelne Werkzeug aus der ersten Phase zu üben. Das würde dich sicher überfordern und viel Zeit in Anspruch nehmen, was nicht wünschenswert ist. Stattdessen empfehle ich dir, einen möglichst realistischen Plan zu erstellen, in den du die Übungen einbaust, die dich am meisten ansprechen.

Um dir den Einstieg zu erleichtern, habe ich die Übungen in drei Kategorien eingeteilt: tägliche Übungen, gelegentliche Übungen und Übungen bei Bedarf:

Tägliche Übungen

- Tägliches Stimmungsprotokoll abends
- Eine Containment-Übung pro Tag
- Eine Körperübung pro Tag: Bienenatmung oder Armschwingen
- Maßnahmen zur Regulation: Wähle eine aus
  - Propriozeptiver sensorischer Input
  - Kälteexposition
  - Singen

  - Natürliches Licht
  - Entspannungsmusik
  - Entspannungsbad oder heiße Dusche

Gelegentliche Übungen

- Führe Tagebuch über deine Grundbedürfnisse und erfülle sie; erstelle dafür einen Aktionsplan
- Erstelle die Landkarte deines Nervensystems und leg eine Liste von Glimmern an, auf die du schnell zugreifen kannst

Übungen bei Bedarf oder je nach Wunsch

- Sorgenprotokoll
- Emotionen erkennen und aushalten
- Maßnahmen zur Regulierung von Übererregung: Wähle eine aus
  - Propriozeptiver sensorischer Input
  - Kälteexposition
  - Singen
- Maßnahmen zur Regulierung von Untererregung: Wähle eine aus
  - Natürliches Licht
  - Entspannungsmusik
  - Entspannungsbad oder heiße Dusche

Dies sind nur Beispiele, wie du diese Methoden und Techniken in deinen Alltag einbinden kannst, ohne dass sie dich überfordern. Dazu gehört, dass du deine Alltagsgewohnheiten und Routinen unter die Lupe nimmst und überlegst, wann, wo und wie du die Methoden am sinnvollsten einsetzen möchtest.

Außerdem ist es sehr wichtig, dass du die Methoden auch in der zweiten Phase weiter anwendest, da sie darauf aufbaut. Sie werden also weiterhin Teil deines Weges und deiner täglichen Routine sein.

7 ZWEITE PHASE: EROBERE DEINEN KÖRPER ZURÜCK

»Weisheit ist an allen Stellen unseres Körpers gegenwärtig … unsere eigene innere Weisheit ist so viel größer als eine jede, die wir von außen zu ersetzen suchen.«

DEEPAK CHOPRA

Puh! Du hast es geschafft – jetzt bist du in der zweiten Phase angekommen! In der ersten Phase hast du dir eine wirklich solide Basis für deine nächsten großen Entwicklungsschritte geschaffen und gefestigt.

Ich bin unglaublich stolz auf dich, und das solltest du auch sein. Nimm dir einen Moment, um dich hier und jetzt einfach nur zu feiern. Der Prozess ist anstrengend, aber du bist weiter dabei, sorgst gut für dein Nervensystem und eignest dir Werkzeuge und Techniken an, die deinen Alltag für den Rest deines Lebens nachhaltig verändern werden.

Bevor es weitergeht, möchte ich dich ermutigen, einen Moment in dich hineinzuspüren. Wie geht es dir? Wie fühlst du dich in deinem Körper? Hast du während der ersten Phase irgendwelche Veränderungen bemerkt? Ich frage dich das alles, weil die erste Phase des Programms kein kleines Puzzleteil eines großen Ganzen ist, sondern ein Akt der Rückeroberung – du eroberst dich selbst zurück. Es erfordert Mut und Selbstachtung, in deinem Tempo und nach deinem eigenen Zeitplan zu arbeiten.

Glaub mir, ich weiß, wie verlockend es sein kann, durch die einzelnen Phasen zu hetzen und schnell von einer zur nächsten zu springen, aber jede einzelne von ihnen verläuft zyklisch. Das hat den Vorteil, dass du öfter zwischen den Phasen wechseln kannst, um dein Wissen über die einzelnen Methoden zu vertiefen und sie zu einem festen Bestandteil deines Lebens zu machen.

Es ist aber auch in Ordnung, wenn du noch zögerst, dich innerlich dagegen sträubst oder unsicher bist. Dann solltest du die erste Phase noch einmal durchlaufen und dir den Raum und die Zeit geben, damit dir die wichtigen Übungen zur Stärkung deines Sicherheitsgefühls auch wirklich in Fleisch und Blut übergehen.

Wenn du jetzt ein Gefühl der Zuversicht und der Sicherheit empfindest, bist du bereit für den nächsten mutigen Schritt in Phase zwei, in der es darum geht, dein Körperbewusstsein zu stärken und vergangene Erfahrungen loszulassen.

Hier wollen wir die Verbindung zwischen allen Teilen deines Körpers und deinem Geist vertiefen, den Staub und die Spinnweben aus längst vergessenen Ecken kehren, um sie wieder im Tageslicht willkommen zu heißen.

Du wirst dir deinen Körper mit all seinen Empfindungen und Gefühlen wieder als dein Zuhause zu eigen machen und dich durch

Bewegung, Berührung und Klang von den Fesseln der Vergangenheit befreien, die bis in die Gegenwart hineinwirken.

Sanft wirst du alle Teile deines Selbst zu einem Ganzen verbinden und deine Emotionen als weise und wunderbare Wegbegleiter zur Befreiung und Verbundenheit annehmen.

Die Techniken, die du in dieser Phase erlernst, werden dich dein ganzes weiteres Leben begleiten und dir eine Atempause und Distanz zu überwältigenden und oft erdrückenden schwierigen Erfahrungen und Emotionen verschaffen. Du lernst, die Belastbarkeit deines Nervensystems zu erweitern und dein Inneres so zu stärken, dass du mit Leichtigkeit auf den Wellen des Lebens reiten kannst.

ZWEITE PHASE: ENTWICKLUNG

- Bau Selbstvertrauen und eine starke Körper-Geist-Verbindung auf
- Verstehe, was Körperbewusstsein ist
- Erobere deinen Körper durch bewusste Bewegung zurück
- Erobere deinen Körper durch regeneratives Yoga zurück
- Erobere deinen Körper durch Gleichgewichtsübungen zurück
- Erobere deinen Körper durch achtsame Aufmerksamkeit zurück
- Erobere deinen Körper durch physisches Lockern zurück (Somatic Release)

BAU SELBSTVERTRAUEN UND EINE STARKE KÖRPER-GEIST-VERBINDUNG AUF

Wie ich in Kapitel 4 betont habe, ist dein Selbstvertrauen die Wurzel von allem. Es ist das Fundament, das jeden Aspekt deines Lebens trägt und es dir ermöglicht, eine starke Verbindung zu dir selbst aufzubauen und diese Verbindung auf deine Umwelt auszudehnen.

Die Entwicklung von Selbstvertrauen ist äußerst wichtig und braucht Zeit. Diese Reise endet nie: Je mehr wir uns selbst und unsere Erfahrungen erforschen, desto mehr Möglichkeiten werden uns bewusst, wie wir uns selbst immer mehr zutrauen können. Dabei geht es nicht um Perfektion, sondern um deine persönliche Entwicklung.

Selbstvertrauen verleiht dir die Kraft und die Fähigkeit, mit allem umzugehen, was das Leben für dich bereithält. Du kannst Risiken eingehen, Entscheidungen treffen und deinem Herzen folgen. Das setzt aber die Bereitschaft voraus, ehrlich zu dir selbst zu sein, auch wenn es schwierig ist oder wehtut. Und hier beginnt die Arbeit. Selbstvertrauen aufzubauen, ist kein einfacher Weg, sondern erfordert Übung, Hingabe und Geduld.

Ohne Selbstvertrauen kann sich das ganze Leben wie ein einziger Kampf anfühlen – und das ist es dann auch! Wenn du nicht an dich selbst glaubst und überzeugt davon bist, dass alles gut wird, wenn du dich nicht sicher genug fühlst, um an das Gute zu glauben, egal was passiert, wenn du kein Vertrauen in deine eigenen Fähigkeiten und in dein eigenes Urteilsvermögen hast … wie sollen dann *andere* Vertrauen in dich haben?

Selbstvertrauen ist wichtig, weil es uns die Sicherheit gibt, die wir brauchen, um emotionale Bindungen zu anderen aufzubauen. Je besser wir uns selbst kennen und uns so akzeptieren, wie wir sind, desto sicherer fühlen wir uns in unserer Haut.

Je sicherer wir uns fühlen, desto offener können wir auf andere Menschen zugehen und desto leichter fällt es ihnen, uns zu lieben.

Ohne Selbsterkenntnis, Selbstreflexion und Selbstmitgefühl gibt es kein Selbstvertrauen. Dazu gehört, seine Stärken und Schwächen zu akzeptieren und aus vergangenen Erfahrungen zu lernen.

Ebenso wichtig ist es, Risiken einzugehen und Fehler zu machen, denn das stärkt dein Selbstvertrauen und deine Resilienz. Man könnte sogar sagen, dass die Beschäftigung mit diesem Buch und dem Nervensystem in gewisser Weise ein Risiko darstellt, denn du probierst etwas völlig Neues aus, und das kann Angst machen.

Unser Selbstvertrauen wächst, je mehr wir über uns selbst und unsere Beziehungen zu anderen erfahren. Wenn wir wissen, was uns glücklich, traurig, wütend oder ängstlich macht, können wir viel besser auf uns achten und gute Entscheidungen treffen, die uns langfristig nützen.

Selbstzweifel, Schamgefühle und Perfektionismus sind mit die größten Hindernisse für Selbstvertrauen. Diese Gefühle machen es uns schwer, an uns selbst und an unsere Fähigkeiten zu glauben.

Wir halten andere für die besseren Menschen oder glauben, nicht zu verdienen, dass unsere Wünsche in Erfüllung gehen. Oder wir halten uns für zu unfähig, zu dumm oder zu hässlich, was wiederum dazu führt, dass wir unseren Instinkten nicht trauen.

Selbstzweifel hindern dich daran, aktiv zu werden oder etwas Neues auszuprobieren. Du fühlst dich schon als Versager, bevor du überhaupt etwas unternommen hast. Deshalb sagst du deinen Freunden lieber ab, bevor sie dich womöglich durchschauen und merken, dass du ihnen nur etwas vorgaukelst.

Genauso lähmend wirken sich Schamgefühle aus: Wir glauben, dass wir für andere eine Zumutung sind oder dass sie wegen unserer offensichtlichen Fehler nichts mit uns zu tun haben wollen. Wir halten uns für unzulänglich, wertlos und nicht liebenswert und sind fest davon überzeugt, dass es niemand mit uns aushalten würde, wenn er oder sie wüsste, was in uns vorgeht.

Perfektionismus – das Streben, an sich selbst höchste Ansprüche zu stellen, die unmöglich zu erfüllen sind, und sich dann für das eigene Versagen zu bestrafen – ist eine Form der Selbstsabotage. Perfektionismus kann zu einem ausweglosen Teufelskreis von unrealistischen Erwartungen, ständigen Vergleichen mit anderen und Selbstkritik führen. Dies wiederum nagt an deinem Vertrauen in dich selbst und deine Fähigkeiten und verstärkt deine permanenten Selbstzweifel.

Gefühle wie Selbstzweifel, Scham und der Drang nach Perfektion sind normale, natürliche menschliche Erfahrungen. Wenn diese Gefühle jedoch automatisch in schwierigen Situationen auftauchen, ist das ein deutliches Zeichen dafür, dass du dir selbst, deiner angeborenen Weisheit oder deinem Körper nicht völlig vertraust.

Das Zurückerobern beginnt mit Gefühlen: *Spüre* deinen Körper, *spüre* deine Emotionen, die du vorher nicht wahrnehmen konntest, *spüre* dich selbst, deinen Körper, dein Zuhause. Um diese Gefühle wahrnehmen zu können, braucht es Vertrauen.

Vertrauen bedeutet, an die Zuverlässigkeit, die Wahrhaftigkeit oder die Fähigkeiten von jemandem oder etwas zu glauben.

Vielleicht hast du deinen Körper schon lange nicht mehr gespürt und kannst seinen Empfindungen und Gefühlen nicht mehr vertrauen.

Wenn du bestimmte Emotionen nicht gespürt hast oder viel

Energie darauf verwendet hast, sie zu unterdrücken, dann hast du auch kein Vertrauen in dich selbst, sie vollständig zu fühlen.

Um uns selbst als die Person wiederzufinden, die wir wirklich sind und sein können, müssen wir nicht nur unser Vertrauen in uns selbst zurückerobern, in unsere Kompetenzen und in unsere Fähigkeit, mit allem, was uns ausmacht, umzugehen. Wir müssen auch beginnen, unser Vertrauen in andere zu erneuern.

Vertrauen entsteht nur, wenn ein Gefühl der Vertrautheit vorhanden ist. Meist fühlen wir uns in einer vertrauten Situation oder im Umgang mit einem vertrauten Menschen wohl und sicher. Im Grunde genommen entsteht Vertrauen, wenn wir uns sicher fühlen.

Durch die Verbindung mit unserem Körper – indem wir darauf achten, wie er sich anfühlt, welche Emotionen einzelne Empfindungen oder Erfahrungen auslösen und indem wir unsere Aufmerksamkeit auf das innere Selbstgespräch richten – können wir anfangen, Schamgrenzen abzubauen.

Verbinden wir uns mit unserem Körper und machen wir uns bewusst, wie vielfältig er unser Inneres widerspiegelt. So können wir alte Wunden heilen, ein neues Fundament legen und ein stärkeres Selbstvertrauen entwickeln.

Wenn wir uns selbst vertrauen, wirkt sich das auch auf andere aus, uns zu vertrauen, was uns gesunde und respektvolle soziale Beziehungen ermöglicht.

Wir sind soziale Wesen mit dem Wunsch, stabile Beziehungen zu anderen und zu unserer Umwelt aufzubauen und zu vertiefen. Darin liegt eine enorme Kraft, von der du und die Menschen in deiner Umgebung profitieren. Wenn du dir selbst vertraust, kannst du auch anderen mehr vertrauen und entwickelst ein umfassenderes Gefühl von Sicherheit, das sich nicht auf dich selbst beschränkt.

Selbstvertrauen ist der Ausgangspunkt für deinen Weg des Zurückeroberns und der erste Schritt, um deine innere Stärke und dein Selbstwertgefühl wiederzuerlangen. Lerne, dir selbst zu vertrauen, um dein Leben authentisch und im Einklang mit deinem wahren Selbst zu gestalten.

VERSTEHE, WAS KÖRPERBEWUSSTSEIN IST

Es scheint eine seltsame Sache zu sein, sich seines Körpers bewusst zu sein. Ich weiß doch, dass ich einen Körper habe – reicht das nicht?

Den Begriff »Körperbewusstsein« kannte ich gar nicht, bis ich vor einigen Jahren mit einem besonders lästigen Angstsymptom konfrontiert wurde. Ich hatte Taubheitsgefühle in den Händen, und es kribbelte, als ob Nadeln darin steckten. Dieses Gefühl breitete sich auch auf meine Arme, Beine und mein Gesicht aus. Es war so schlimm, dass sogar der Hautkontakt mit der Bettwäsche wehtat. Ich war auch sehr ungeschickt. Beim Apfelschneiden schnitt ich mir aus Versehen in den Finger und merkte es erst, als ich das Blut sah.

Dieser Zustand machte mich wahnsinnig. Ich ging von einem Arzt zum anderen und ließ eine Million Bluttests machen, nur um zu hören: »Ihnen fehlt nichts.« Das war nervig, ärgerlich und belastend zugleich. Warum hatte ich das Gefühl, sterben zu müssen, obwohl mir »rein gar nichts fehlte«?

Das Gefühl kam und ging, bis ich irgendwann ein Muster darin erkannte. Wenn ich sehr ängstlich oder gestresst war, wanderte das Kribbeln durch meine Finger in meinen Körper. Okay, es gab also einen Zusammenhang mit Stress, den ich vorher nicht bemerkt hatte.

Dann experimentierte ich ein wenig herum: Wenn meine Hände kribbelten, presste ich meine Finger zusammen und wiederholte immer wieder den Satz: »Das sind meine Finger.« Das schien auch zu helfen.

Nach vielen Jahren mit diesem unangenehmen Gefühl stieß ich irgendwann auf die Atemarbeit. Mir wurde schlagartig klar, dass ich die längste Zeit meines Lebens, nämlich seit meinem zehnten Lebensjahr und dem Achterbahnunfall, völlig falsch geatmet hatte. Das Atemmuster aus übermäßigem und schnellem Einatmen (Hyperventilation) und Luftanhalten hatte in Verbindung mit der Mundatmung den idealen Nährboden geschaffen, um ein Ungleichgewicht zwischen dem Sauerstoff- und dem Kohlendioxidgehalt in meinem Blut zu erzeugen, besonders in den Extremitäten. Das führte zu dem lästigen Kribbeln.

Die Atemarbeit begleitete mich über viele Jahre, und ich lernte dabei die Anwendung und Bedeutung des Körperbewusstseins kennen.

Mithilfe des Körperbewusstseins nimmst du deinen Körper in Bezug auf seine Position im Raum wahr, spürst seine Bewegungen und welche Umstände – wie zum Beispiel Schmerzen – seine Funktionen beeinflussen. Diese Fähigkeit brauchen wir zum Beispiel beim Autofahren oder beim Sport.

Dank des Körperbewusstseins wissen wir, worauf wir im Umgang mit Gegenständen oder anderen Menschen achten müssen. Wenn wir zum Beispiel einen Gegenstand aus einem hohen Regal nehmen wollen, können wir intuitiv den Abstand einschätzen und wie wir ihn am besten erreichen können.

Mithilfe des Körperbewusstseins erhalten wir Informationen über Empfindungen, Gefühle und Bewegungen unseres Körpers, zum Beispiel über unsere Atemmuster, und können eine Veränderung herbeiführen. So war es auch bei mir, als ich mein dysfunktionales Atemmuster erkannte. Ich nahm mir vor, meine Atmung regelmäßig zu verändern. Sobald ich durch bewusstes Wahrnehmen das Kribbeln bemerkte, konnte ich diesen Sinnesreiz durch meine Atmung beeinflussen.

Das Körperbewusstsein beruht im Wesentlichen auf zwei Systemen: dem propriozeptiven System, das Muskeln und Sehnen umfasst und es dir ermöglicht, die Position deiner Gliedmaßen bei Bewegungen wahrzunehmen, und dem vestibulären System im Innenohr.

Letzteres reguliert nicht nur das Gleichgewicht des Körpers bei Bewegungen, sondern auch die Körperhaltung und die Stabilität des Kopfes. Bei Schwindel oder Gleichgewichtsstörungen kann das vestibuläre System beeinträchtigt sein.

Zum Körperbewusstsein gehört auch, dass du die Bedürfnisse deines Körpers erkennst, zum Beispiel Hunger oder Durst, das Bedürfnis nach Bewegung oder Sport, nach sozialen Kontakten oder nach Zeit für sich selbst.

Trauma, Angst und Stress können unser Körperbewusstsein negativ beeinflussen, denn die Präsenz im eigenen Körper oder auch das bewusste Wahrnehmen von Körperempfindungen und -signalen kann uns triggern oder Angst und Überforderung auslösen.

Wir neigen dazu, das, was uns Schmerzen bereitet, zu verdrängen oder Schutzmauern darum zu errichten, und das betrifft auch unsere Beziehung zum eigenen Körper. Im Laufe dieser fortschreitenden Entfremdung sind wir nicht mehr in der Lage, auf sinnvolle, mitfühlende und gesunde Weise für uns selbst zu sorgen. Stattdessen entwickeln wir Verhaltensweisen und Muster, um bestimmte Gefühle oder Empfindungen zu vermeiden.

Zu deinem Heilungsprozess gehört, dich wieder mit deinem Körper als Ganzem zu verbinden – mit den Empfindungen, Gefühlen, Signalen und Impulsen, die dein Körper sendet.

Durch die Entwicklung von Körperbewusstsein lernen wir, mit unserem Körper auf eine Weise umzugehen, die uns Sicherheit gibt. Wir verstehen uns selbst besser und beginnen, unserem Körper zuzutrauen, dass er uns trägt. Wir entwickeln unsere Intuition, indem wir auf die Botschaften unseres Körpers hören und sie zu deuten wissen.

Warum Körperbewusstsein uns guttut

Zu wissen, was wir fühlen und warum, eröffnet die Möglichkeit, unsere Gefühle zu regulieren und unser Leben aktiv zu gestalten.

Das Wissen um die Vorgänge in unserem Körper und Geist ermöglicht es uns, anders als gewohnt zu reagieren. Wir nehmen vertraute Reaktionen wie emotionale Anspannung, Schweißausbrüche oder Herzklopfen zwar bewusst wahr, lassen uns aber nicht von ihnen beherrschen.

Die achtsame Wahrnehmung unserer körperlichen Empfindungen ermöglicht es uns, zu verstehen, was in uns vorgeht, und angemessen darauf zu reagieren.

Sensorische Neuronen im Körper reagieren auf Reize wie Veränderungen der Herzfrequenz oder der Atmung, Zell- und Gewebeschäden, Gelenkbewegungen und Muskelkontraktionen. Diese Sinnesrezeptoren informieren das Gehirn über Veränderungen unseres inneren Zustandes, damit es entsprechend reagieren kann. Ein Beispiel: Bitte spüre bewusst, wie sich dein zweiter und dritter Zeh anfühlen. Kannst du sie spüren? Hat es dir geholfen, sie zu bewegen?

Durch die Entwicklung von Körperbewusstsein gewinnst du die Kontrolle über deinen Körper zurück. Du kannst auf natürliche Weise deine inneren Empfindungen wahrnehmen, sie verstehen und mit ihnen umgehen, sodass du dich in deiner Umgebung sicherer fühlst.

Die Stärkung deines Körperbewusstseins hat viele Vorteile, zum Beispiel:

Starke Körper-Geist-Verbindung

Die Entwicklung von Körperbewusstsein festigt die Verbindung zwischen deinem Geist und deinem Körper. Wenn du bewusst wahrnimmst, wo im Raum dein Körper ist, kannst du ihn effektiver einsetzen, um das zu tun, was du tun willst – und das mit Freude!

Umgang mit Schmerzen

Forschungsergebnisse zeigen, dass eine bewusste Wahrnehmung des eigenen Körpers dazu beitragen kann, Schmerzen zu reduzieren. Im Gegensatz dazu führt die Unterdrückung von Körperempfindungen nachweislich zu:

- vermindertem Selbstwertgefühl
- körperlicher Isolation und weniger Körperkontakt
- Symptomen einer Depression

Menschen, die unter Schmerzen oder chronischen Beschwerden leiden und Techniken der Körper-Geist-Verbindung anwenden, neigen dazu, mehr Mitgefühl und Verbundenheit mit ihrem Körper zu entwickeln. Dies reduziert das Schmerzempfinden und führt zu mehr Selbstakzeptanz, Energie und Vitalität.

Eigene Bedürfnisse erkennen und erfüllen

Dein Körperbewusstsein ermöglicht es dir, die Signale des Körpers besser wahrzunehmen und zu verstehen, welches Bedürfnis du gerade hast. Du kannst Hinweise auf Durst, Hunger, emotionalen Schmerz oder Unwohlsein erkennen und sofort achtsam und bewusst darauf reagieren.

Je besser du die Signale deines Körpers verstehst, desto effektiver kannst du deine eigenen Bedürfnisse befriedigen – und das führt zu mehr Gesundheit und emotionaler Zufriedenheit.

Mentales und emotionales Wohlbefinden steigern

Wenn die Informationen, die wir über unser propriozeptives und vestibuläres System von außen erhalten, nicht korrekt sind – wenn wir zum Beispiel das Gefühl haben, dass sich unser Körper bewegt, obwohl wir uns in Ruhe befinden oder umgekehrt –, kann das extrem belastend sein und Körper und Geist in Alarmbereitschaft versetzen. Stimmt deine Wahrnehmung dagegen mit der äußeren Umgebung überein, fühlst du dich sicherer.

Ein verbessertes Körperbewusstsein hat nachweislich mehrere gesundheitliche Vorteile, darunter:

- weniger Symptome von Angst und Depression
- weniger Schwindelanfälle

Insgesamt gibt dir die Entwicklung deines Körperbewusstseins einen Anker, eine Ressource, auf die du zurückgreifen kannst, um mehr über den Zustand deines Nervensystems, deines Geistes und deines Körpers zu erfahren. Körperbewusstsein stärkt dein Selbstvertrauen und dein Vertrauen in deinen Körper und deinen Geist, sodass du

Herausforderungen, Veränderungen und schwierigen oder belastenden Situationen gelassen und bewusst begegnen kannst.

Es ist der Ausgangspunkt, um deine Bedürfnisse klarer zu kommunizieren und die Beziehungen zu anderen Menschen zu vertiefen.

Bevor wir mit den Übungen beginnen, möchte ich noch einen großen Vorteil erwähnen: Zunehmendes Körperbewusstsein reduziert Ängste, die mit bestimmten Gefühlen verbunden sein können.

Bei manchen Menschen macht sich Angst durch Herzklopfen bemerkbar, bei anderen durch ein flaues Gefühl im Magen. Durch die Stärkung deines Körperbewusstseins kannst du alte, wenig hilfreiche Erklärungen, die du mit diesen Empfindungen und Gefühlen verbunden hast, loslassen und eine konstruktivere und hilfreichere Sichtweise auf diese Signale entwickeln.

Bist du bereit, dich wieder mit deinem Körper zu verbinden? Dann fang an!

Erobere deinen Körper durch bewusste Bewegung zurück

Eine der effektivsten Möglichkeiten, Veränderungen im Körper herbeizuführen und das Körperbewusstsein zu stärken, ist bewusste Bewegung. Körperliche Veränderungen durch sanfte Bewegung stimulieren das sensorische System; dies ist einer der Gründe, warum Bewegung bei der Traumabewältigung hilft.

Langsame, bewusste Aktivitäten, die sanft auf deine Physiologie einwirken, sind am besten geeignet, um Körperbewusstsein zu entwickeln, da sie dir Raum und Zeit geben, um Empfindungen und Gefühle zu verarbeiten.

Intensive oder schnelle körperliche Aktivitäten können überfordernd und belastend sein und erschweren es, sich seiner inneren Körperempfindungen bewusst zu werden.

Es ist eine Kunst, sich darin zu üben, auf Empfindungen wie Dehnung, Druck, Unbehagen und Bewegung zu achten – einfach ganz präsent zu sein in dem, was du tust, oder in der Haltung, die du einnimmst.

Wann hast du dich das letzte Mal ganz auf eine Sache konzentriert?

Wenn es darum geht, Körperbewusstsein zu entwickeln, bitte ich dich wirklich, aufmerksam zu sein, auf deinen Körper zu achten, nicht aus einer zielgerichteten Haltung heraus, sondern aus einer Haltung des aktiven Zuhörens.

Wenn ein Mensch, den du liebst, vor dir sitzt und etwas erzählt, wovon er begeistert ist, du aber Kopfhörer aufhast und einen Podcast anhörst, kannst du nicht hören, was er sagt.

Mit deinem Körper ist es genauso. Wenn du eine Übung machst, aber gleichzeitig darüber nachdenkst, was es zum Abendessen gibt oder ob du die Bewegung richtig ausführst, hörst du nicht wirklich auf deinen Körper.

Weiter unten findest du drei Körperübungen zum Ausprobieren. Es ist gut möglich, dass dich eine mehr anspricht als die anderen, und das ist okay.

Fang mit der Übung an, die dir am besten gefällt, oder wähle mehrere aus. Wiederhole sie zwei- bis dreimal pro Woche. Sollte dir eine Übung nicht gefallen, dann probier eine andere aus. Vertrau auf deine innere Führung.

Wenn du dich bei einer Übung unwohl fühlst, frag dich, ob du sie wirklich machen willst oder ob es besser ist, sie erst mal sein zu lassen und zu einem späteren Zeitpunkt wieder aufzunehmen, wenn du dich körperlich und geistig mehr im Einklang fühlst.

Lass jede neue Übung sich in ihrem eigenen Tempo entfalten. Es gibt keinen Grund zur Eile; dein einziges Ziel besteht darin, mit dem in Kontakt zu kommen, was während der Übungen in dir vorgeht.

Bitte stell dir bei den Übungen weiter unten immer wieder die folgenden einfachen Fragen:

- Was fühlst du gerade – wenn du überhaupt etwas spürst?
- Überleg dir, mit welchen Worten du diese Gefühle beschreiben könntest.
- Fühlst du dich angespannt, entspannt, verwirrt oder gelassen? Spürst du Kribbeln, Kälte oder Wärme? Sind deine Muskeln weich oder hart?

Beschreib deine Empfindungen mit anschaulichen oder bildhaften Worten.

Wenn du nichts spürst, ist das auch in Ordnung. Es kann gut sein, dass du dich wie taub fühlst, das ist an sich schon ein Gefühl und ein guter Anfang.

Sanfte Bewegung ist eine wunderbare Möglichkeit, Gefühle und aufgestaute Energie freizusetzen. Du kannst zum Beispiel tanzen, wenn sich das gut für dich anfühlt, dabei alles abschütteln oder für dich angenehme, entspannende Bewegungen finden.

Achte während der Bewegung auf deine körperlichen Empfindungen und nimm wahr, wie sie sich im Einklang mit deiner Atmung verändern. Nimm dir Zeit, um jede Bewegung und jedes Gefühl bewusst wahrzunehmen.

Sich wiegen

- Stell dich mit den Händen an den Seiten hin, die Beine bequem auseinander und die Knie leicht gebeugt. Verlagere dein Gewicht auf einen Fuß und spüre, wie sich der Körper zur Seite neigt.
- Mach dir die langsame Bewegung bewusst und beweg dich dann ganz langsam zurück zur Mitte, wo dein Körper vollständig im Gleichgewicht ist. Danach wechselst du langsam auf den anderen Fuß.
- Richte dabei deine Aufmerksamkeit bewusst auf deine Atmung. Atme langsam durch die Nase ein und im Einklang mit der Bewegung lange aus.

Schaukeln

Schaukeln aktiviert das vestibuläre System, das unser Gleichgewicht und unsere räumliche Orientierung steuert. Der Körper passt sich den wechselnden Positionen an und entwickelt dadurch den Gleichgewichtssinn.

Das vestibuläre System, das für die Verarbeitung von Sinnesinformationen aus dem Innenohr und deren Weiterleitung an das Gehirn verantwortlich ist, entwickelt sich im Kindesalter sehr schnell. Vielleicht ist das der Grund, warum Schaukeln in der Kindheit so wichtig ist: Es stimuliert diesen wichtigen Teil unseres Körpers sehr effektiv!

Egal, ob wir als Babys in den Schlaf gewiegt wurden oder uns ganze Sommertage lang fröhlich auf einem Schaukelpferd haben hin- und herschwingen lassen – diese frühe Erfahrung sanfter Bewegung hat uns alle geprägt. Nachdem wir der Wiege und dem Spielplatz entwachsen sind, ist es viel schwieriger, Gelegenheiten zu finden, um unser Gleichgewichtssystem zu aktivieren, obwohl das Bedürfnis danach nicht verschwunden ist.

Du könntest aber zum Beispiel auf einem Stuhl schaukeln, dich in einen Schaukelstuhl setzen oder leicht im Stehen wippen, um dein vestibuläres System sanft zu stimulieren.

Arme schwingen

- Stell dich auf eine stabile Unterlage, die Füße schulterbreit auseinander. Lass die Arme locker hängen.
- Dreh deinen Oberkörper so weit wie möglich nach links, sodass sich deine Arme durch den Schwung mitbewegen. Das passiert ganz automatisch und ist keine bewusste Entscheidung.
- Dann drehst du dich nach rechts, so weit es geht, und schwingst deine Arme wieder locker mit dem Körper mit.
- Bei jeder Drehung schlagen deine Arme leicht gegen deinen Körper.
- Mach diese Schwingbewegung drei bis fünf Minuten lang und achte dabei auf deine körperlichen Empfindungen.

Erobere deinen Körper durch regeneratives Yoga zurück

Regeneratives oder restoratives Yoga ist ein meditativer Yogastil mit sanften, langsamen und bewussten Bewegungen, bei denen die Atmung im Mittelpunkt steht, um einen Raum für Heilung zu schaffen. Regeneratives Yoga ist besonders geeignet, um das parasympathische Nervensystem und den Vagusnerv zu aktivieren und das Gleichgewicht zwischen Körper und Geist wiederherzustellen.

Beim regenerativen Yoga hältst du die einzelnen Positionen (Asanas) lange und erlaubst deinem Körper, eine Entspannungsreaktion auszulösen, oft in Verbindung mit Atemübungen. Durch die tiefe Atmung wird der Vagusnerv stimuliert. Wie wir in Kapitel 1 gelernt haben, verläuft er zwischen Gehirn und Bauchraum und ist für einen Zustand der Entspannung verantwortlich.

Für die folgenden Asanas brauchst du eine Matte, du kannst aber auch ein Handtuch oder eine andere weiche Unterlage verwenden.

Stellung des Kindes

Diese Stellung löst Stress, Erschöpfung und Verspannungen im Körper. Sanft wird die Muskulatur entlang der Wirbelsäule, an Hüften und Gesäß, auf der Rückseite der Oberschenkel, in den Beinen und in den Schultern gedehnt.

Nimm ein Kissen oder eine Decke, um Nacken- oder Rückenschmerzen zu mildern und um Kopf und Wirbelsäule auszurichten.

1. Knie auf der Matte, die Knie hüftbreit oder weiter geöffnet, und setz dich auf die Fersen. Bringe deine großen Zehen zusammen, sodass sie sich direkt unter deinem Gesäß berühren.
2. Du kannst es dir bequemer machen, indem du ein Kissen oder eine gefaltete Decke zwischen deine Oberschenkel und deine Waden legst.
3. Atme aus und beuge dich nach vorne, bis dein Oberkörper zwischen deinen Oberschenkeln liegt. Leg deine Stirn auf die Matte oder auf ein Kissen oder eine Decke und schließ die Augen.
4. Lege die über deinen Kopf nach vorne ausgestreckten Arme auf die Matte. Wenn es dir angenehmer ist, kannst du deine Arme auch mit den Handflächen nach oben neben deine Oberschenkel legen.

5. Atme tief durch die Nase in den Bauch hinein, sodass er sich wölbt. Atme langsam durch Mund oder Nase wieder aus.
6. Bleib etwa fünf Minuten in dieser Position. Löse die Position sanft, indem du die Hände unter die Schultern legst und dich wieder aufrichtest.

Shavasana

Bei dieser Stellung, auch Leichenstellung genannt, geht es weniger darum, den Geist zur Ruhe zu bringen, sondern den ganzen Körper bewusst und achtsam zu entspannen. Dazu machen wir uns unsere seit Langem bestehenden Verspannungen in Körper und Geist bewusst. Schrittweise wird ein Körperteil, ein Muskel nach dem anderen entspannt. Bei regelmäßiger Anwendung kannst du Stress abbauen und dein körperliches und seelisches Wohlbefinden steigern.

- Leg eine gefaltete Decke an den oberen Rand der Matte und eine weitere gefaltete Decke an den unteren Rand – oder zwei übereinander.
- Such dir einen Platz zwischen den gefalteten Decken und nimm eine sitzende Position mit gebeugten Knien und geradem Rücken ein.
- Streck deine Beine aus, sodass deine Kniekehlen mit ihrem gesamten Gewicht auf der/den gefalteten Decke(n) am unteren Rand aufliegen.
- Roll dich sanft Wirbel für Wirbel auf die Matte und leg deinen Kopf auf die Decke am oberen Rand.
- Leg deine Arme entspannt neben den Körper, sodass ein kleiner Abstand entsteht. Die Handflächen zeigen nach oben.

- Lenk nun deine Aufmerksamkeit auf verschiedene Teile des Körpers. Beginne auf dem höchsten Punkt deines Kopfes und erlaube deinem Scheitelpunkt, der Stirn und den Augen, sich zu entspannen.
- Geh dann weiter nach unten durch jeden Teil deines Körpers bis hinunter zu den Zehen. Entspanne bewusst die Muskeln in Schultern und Nacken, in den Armen, Händen, Bauch, Hüften, Beinen und Füßen.
- Bleib zehn Minuten oder länger in dieser Position. Vertiefe deine Atmung und beobachte sie achtsam. Atme ruhig und gleichmäßig durch die Nase in den Bauch ein, sodass er sich zur Decke wölbt. Atme langsam durch Mund oder Nase aus und lass den Bauch dabei Richtung Boden sinken.

Erobere deinen Körper durch Gleichgewichtsübungen zurück

Durch Gleichgewichtsübungen verbesserst du deine Koordination, Kraft, Ausdauer, Beweglichkeit, Stabilität und Mobilität. Dadurch fällt es dir viel leichter, deine täglichen Aufgaben zu erledigen. Gleichzeitig verbesserst du deine Konzentrationsfähigkeit, indem du übst, deine Gedanken zur Ruhe kommen zu lassen und dich auf deinen Körper zu fokussieren.

Durch Gleichgewichtsübungen entwickelst du ein besseres Gefühl dafür, wo sich dein Körper gerade befindet. Dadurch kann dein Nervensystem alle Muskeln kontrollieren und koordinieren, sodass du dich zielsicher im Raum bewegen kannst.

Eine bessere Koordination stärkt auch dein Körperbewusstsein. Gleichgewichtsübungen trainieren dein Nervensystem, um Gelenke und Muskeln effizienter zu steuern. Das Ergebnis sind geschmeidigere, besser koordinierte und sicherere Bewegungen.

Im Folgenden findest du einige Übungen, um dein Gleichgewicht zu verbessern. Du kannst sie fast überall machen. Ich empfehle dir, eine oder zwei Übungen auszuwählen, die dir am meisten zusagen, und sie zwei- bis dreimal pro Woche zu praktizieren. Durch regelmäßiges Training optimierst du dein Gleichgewicht und dein Körperbewusstsein.

Beckenheben (*glute bridge*)

Leg dich in Rückenlage auf eine Matte. Beug die Knie, sodass die Füße flach auf dem Boden stehen. Die Knie stehen hüftbreit auseinander. Verschränke die Arme vor der Brust, heb das Becken langsam an und streck die Hüfte so weit wie möglich nach oben – eventuell musst du dich dabei anfangs mit einer Hand abstützen. Spann die Gesäßmuskulatur an und halte die Position drei bis fünf Sekunden lang. Senke das Becken langsam auf die Matte ab und wiederhole die Übung zwanzigmal täglich.

Krabbengang

Stell dich mit schulterbreit geöffneten Füßen hin. Mach einen Schritt nach links und setze den rechten Fuß mit schulterbreitem Abstand daneben, um wieder in die Ausgangsposition zu gelangen. Übe dies täglich zehn- bis fünfzehnmal auf der linken Seite und wechsle am nächsten Tag auf die rechte Seite.

Auf einem Fuß balancieren

Stell dich hin, die Füße schulterbreit auseinander. Steh auf dem rechten oder linken Fuß und heb den anderen ein Stück vom Boden ab. Versuche, so lange wie möglich ruhig stehen zu bleiben. Wiederhole die Übung mit dem anderen Bein. Wenn du unsicher bist oder das Gleichgewicht verlierst, kannst du dich an der Wand oder an einem Türrahmen festhalten. Wiederhole die Übung fünfmal auf jeder Seite.

Erobere deinen Körper durch achtsame Aufmerksamkeit zurück

Vielleicht kennst du die Achtsamkeitsmeditation schon. Das ist eine Technik zur Stressreduktion, bei der du dich auf deine Atmung konzentrierst und deine Gedanken kommen und gehen lässt, ohne sie zu bewerten.

Ähnlich funktioniert die Bodyscan-Meditation: Du richtest deine Aufmerksamkeit auf verschiedene Körperteile und nimmst dort auftretende Empfindungen wie Wärme oder Kälte wahr.

Die Progressive Bodyscan-Meditation dient dazu, den ganzen Körper Stück für Stück aufmerksam wahrzunehmen, indem du in Gedanken langsam und bewusst jeden Bereich von den Zehenspitzen bis zum Scheitel durchwanderst.

Durch die bewusste Verbindung mit deinem Körper entwickelst du ein tiefes Bewusstsein für die verschiedenen körperlichen Empfindungen und wie sie mit deinen Emotionen zusammenhängen.

Verspannungen in den einzelnen Körperteilen zu erkennen, verschafft dir nicht nur Einsicht und Klarheit über deine Gedanken und Gefühle, sondern du kannst auch Muskeln und Gelenke bewusst lockern und entspannen.

Durch diese Form der Körperwahrnehmung wirst du dir deines körperlichen Befindens und der damit verbundenen Emotionen bewusst, was deine geistige, körperliche und emotionale Gesundheit verbessern kann.

Progressiver Bodyscan

Bei dieser Übung geht es darum, deinen Körper wahrzunehmen und zu spüren. Es ist möglich, dass sich deine Muskeln dabei leicht entspannen, aber das ist für den Erfolg der Übung nicht unbedingt notwendig.

Normalerweise reagieren wir auf körperliche Schmerzen oder Unwohlsein, indem wir uns ablenken oder versuchen, die Empfindung zu betäuben. In dieser Übung nimmst du mit sanfter Neugier den Zustand deines Körpers wahr, ob und wo er sich gut oder unbehaglich anfühlt. Stell es dir so vor, wie du an einem sonnigen Tag die Wolken beobachtest, die langsam über den blauen Himmel ziehen.

Nimm eine bequeme und entspannte Position im Liegen oder Sitzen ein. Achte darauf, dass deine Kleidung dich nicht einengt.

Richte deine Aufmerksamkeit zuerst auf die körperlichen Empfindungen in deinen Füßen. Wie fühlen sie sich an? Spürst du Schmerz oder Unbehagen, Kühle oder Wärme? Nimm alle Empfindungen wahr, ohne sie zu bewerten.

Lass dann deine Aufmerksamkeit zu den Unterschenkeln wandern und beobachte dort alle körperlichen Empfindungen.

Richte dein Bewusstsein sanft nach oben und nimm jeden Teil deines Körpers wahr – Oberschenkel, Hüften, Bauch, unteren Rücken, oberen Rücken, Brust, Hände, Unterarme, Oberarme, Schultern, Nacken, Kopf, Stirn, Schläfen, Augen, Wangen, Nase und Mund.

Nachdem du alle Bereiche durchgegangen bist, lenkst du deine Aufmerksamkeit sanft auf die Stellen, an denen du noch Verspannungen, Schmerzen oder Unwohlsein verspürst.

Versuch nicht, deine Empfindungen oder Erfahrungen zu verändern, sondern nimm sie einfach wahr und werde dir ihrer bewusst. Bewege deine Aufmerksamkeit weiter nach unten, bis sie wieder bei deinen Füßen angekommen ist.

Du kannst für diese Übung so viel Zeit aufwenden, wie es für dich angenehm ist. Je mehr du dich darauf einlässt und es dir guttut, deine körperlichen Empfindungen und Gefühle wahrzunehmen, desto ausgedehnter kannst du die Übung machen.

Es ist in Ordnung, wenn während der Übung immer wieder Gedanken auftauchen – lass sie einfach zu und richte deine Aufmerksamkeit dann wieder auf den Körperteil, auf den du dich vorher konzentriert hast.

Erobere deinen Körper durch physisches Lockern zurück (Somatic Release)

Bei Gefahr, Bedrohung oder Angst schüttet der Körper Stresshormone wie Cortisol und Adrenalin aus. Diese Hormone fluten unseren Organismus, um uns auf die Bewältigung der Gefahr vorzubereiten.

Dann befinden wir uns im Kampf-oder-Flucht-Zustand. In diesem sympathischen Zustand zittern oder beben häufig die Muskeln. Dieses neurogene Zittern können wir bewusst herbeiführen und zu unserem Vorteil nutzen, um chronische Verspannungen zu lösen, die durch Trauma, Angst oder Stress entstanden sind.

So übst du das Zittern

- Lehne dich mit geradem Rücken und mit bequem gespreizten Beinen an die Wand, als würdest du auf einem Stuhl sitzen.

- Halte diese Position so lange wie möglich, bis du dich langsam unwohl dabei fühlst. Rutsch zum Ausgleich ein wenig nach oben oder unten.
- Halte diese Position wieder so lange, bis sie unbequem wird. Rutsch etwas nach oben.
- Das Ziel dieser Übung besteht darin, dass deine Beine ohne Schmerzen zittern.
- Nach etwa drei bis fünf Minuten stehst du wieder auf.
- Beug dich nach vorne und geh leicht in die Knie. In dieser Position beginnt dein Körper zu zittern. Stütze dich mit den Händen auf dem Boden ab, um nicht das Gleichgewicht zu verlieren.
- Bleib mindestens eine Minute in dieser Position oder so lange, bis das Zittern von selbst aufhört. Kehre dann langsam wieder in den Stand zurück.

Wie du die Übungen in deinen Alltag integrieren kannst

Herzlichen Glückwunsch zum Abschluss der zweiten Phase! In diesem Teil des Prozesses hast du deine Beziehung zu deinem Körper und dein Verständnis für ihn vertieft und das Fundament, das du in der ersten Phase für dich gelegt hast, gefestigt. In der zweiten Phase hast du gelernt, dein Körperbewusstsein zu verbessern und deinen Körper durch Bewegungs- und Gleichgewichtsübungen als Ressource für deine emotionale Heilung zu nutzen. Außerdem hast du gelernt, wie du deinen Körper effektiv einsetzen kannst, um Emotionen loszulassen und dich zu entspannen.

Die Übungen und Maßnahmen der zweiten Phase ergänzen diejenigen der ersten Phase und ersetzen sie nicht. Auch hier ist die

Integration der Übungen wichtig. Aber bevor wir uns den Übungen der zweiten Phase zuwenden, wollen wir eine Zwischenbilanz zu deinen Übungen der ersten Phase ziehen.

Denk über die folgenden Fragen nach:

- Fühlen sich die Übungen, die du aus der ersten Phase ausgewählt hast, irgendwie gezwungen an, das heißt sie kommen nicht in Fluss oder fühlen sich nicht gut an?
- Wenn das zutrifft: Welche Übungen aus der ersten Phase würdest du gerne ändern?
- Möchtest du Veränderungen im Ablauf oder in der Reihenfolge einzelner Übungen vornehmen?

Wenn du mit deiner Zwischenbilanz fertig bist und alles geändert hast, was dir notwendig erschien, wenden wir uns den neuen Übungen zu und wie du sie in deinen Alltag integrieren kannst. Alle fett gedruckten Übungen gehören zur zweiten Phase.

Tägliche Übungen

- Tägliches Stimmungsprotokoll abends
- Eine Containment-Übung pro Tag: Wähle eine aus
- Eine Körperübung pro Tag: Bienenatmung oder Armschwingen
- Maßnahmen zur Regulierung: Wähle eine aus
  - Propriozeptiver sensorischer Input
  - Kälteexposition
  - Singen
  - Natürliches Licht

  - Entspannungsmusik
  - Entspannungsbad oder heiße Dusche
- **Sanfte Bewegung: Wähle eine Übung aus, die du jeden zweiten oder dritten Tag machst**
  - Wiegen
  - Schaukeln
  - Schwingen
  - Regeneratives Yoga
- **Gleichgewichtsübungen: Wähle eine aus, die du jeden zweiten oder dritten Tag machst**
  - Beckenheben
  - Krabbengang
  - Auf einem Fuß balancieren

Gelegentliche Übungen

Führe Tagebuch über deine Grundbedürfnisse und erfülle sie; stell dazu einen Aktionsplan auf

Erstelle die Landkarte deines Nervensystems; leg eine Liste von Glimmern an, auf die du schnell zugreifen kannst

Übungen bei Bedarf oder je nach Wunsch

- **Physisches Lockern – neurogenes Zittern**
- **Progressiver Bodyscan**
  - Sorgenprotokoll
  - Emotionen erkennen und aushalten
  - Maßnahmen zur Regulierung von Übererregung: Wähle eine aus
  - Propriozeptiver sensorischer Input

- Kälteexposition
- Singen
- Maßnahmen zur Regulierung von Untererregung: Wähle eine aus
- Natürliches Licht
- Entspannungsmusik
- Entspannungsbad oder heiße Dusche

Dies sind nur Beispiele dafür, wie du diese Methoden und Techniken in deinen Alltag integrieren kannst. Der Prozess der Entwicklung und Integration ist individuell höchst unterschiedlich, und du wirst vielleicht feststellen, dass du einige Übungen nicht mehr benötigst, weil neue Übungen hinzugekommen sind.

Zu den Körperübungen der ersten Phase gehörte zum Beispiel »Arme schwingen«. Du wirst feststellen, dass diese Übung aus Phase eins dem sanften Schwingen aus Phase zwei sehr ähnlich ist. Du musst die beiden Übungen also nicht getrennt voneinander üben, sondern kannst »Arme schwingen« durch »Schwingen« ersetzen.

Folge deiner Intuition, was sich für dich am besten anfühlt und wann du bereit dazu bist, bestimmte Übungen loszulassen.

Genauso wichtig ist es, dass diese Übungen nicht einfach verschwinden, wenn du sie im Laufe deines Entwicklungsprozesses nicht mehr anwendest. Sie stehen dir bei Bedarf immer noch zur Verfügung, und du baust mit ihnen nach und nach deine persönliche Bibliothek regulierender Maßnahmen auf.

Ich empfehle dir, eine Liste deiner Übungen und Maßnahmen anzulegen, die für dich in bestimmten Situationen funktionieren, damit du im Notfall darauf zurückgreifen kannst.

Vergiss nicht: Durch wiederholtes und konsequentes Üben integrierst du die Techniken in dein Leben und schaffst dir damit eine feste Tagesstruktur und ein Ritual, das dein Nervensystem stärkt und deine Resilienz erhöht. Nimm dir Zeit zum Üben und Integrieren und geh nicht zu schnell zur dritten Phase über.

8
DRITTE PHASE: NUTZE DEINE SUPERKRAFT

»Die Kunst der Liebe besteht zu einem großen Teil in der Kunst der Beständigkeit.«

ALBERT ELLIS

Beständigkeit, meine liebe Leserin, mein lieber Leser, ist ein Akt der Liebe. Du hast dich in den ersten beiden Phasen immer wieder für dich selbst eingesetzt, und das ist eine großartige Leistung!

Du hast dir selbst radikale Selbstliebe und Akzeptanz bewiesen, indem du dich der Herausforderung gestellt hast, deinen Geist, deinen Körper und dein Nervensystem zu verstehen und gut für sie zu sorgen. Deshalb darfst du sehr stolz auf dich sein und auf all das, was du bis hierher geschafft hast!

Gemeinsam haben wir eine feste Basis geschaffen, ein sicheres und stabiles Fundament gelegt, das uns nun trägt. Auf dieser soliden Grundlage haben wir den Körper erforscht und uns mit ihm auf einer neuen sinnhaften Ebene verbunden, um unsere

Beziehung zu den Empfindungen und Erfahrungen unseres Körpers zu vertiefen.

Mit dem Eintritt in die dritte Phase beweist du deine Bereitschaft, noch weiter zu wachsen. In dieser Phase erhöhst du die Widerstandskraft deines Nervensystems, indem du dein parasympathisches Nervensystem über den Vagusnerv stärkst.

Die dritte Phase ist eigentlich kein weiterer Schritt, sondern beinhaltet die kontinuierliche Pflege und Unterstützung von Körper und Geist als untrennbarer Einheit. Die verschiedenen Methoden der drei Phasen bilden zusammen ein unsichtbares Sicherheitsnetz, das dir den nötigen Raum gibt, um zu wachsen, dich zu verändern und das Leben nach deinen eigenen Vorstellungen zu gestalten. Du bist jetzt in deinem Körper zu Hause und stehst zu der Person, die du in deinem Innersten bist.

Wie du jetzt weißt, verlaufen die einzelnen Phasen nicht linear, sondern dynamisch. Sie folgen dem Rhythmus deines Lebens und eröffnen dir die Möglichkeit, dich mit einem Arsenal an Werkzeugen durchs Leben zu bewegen, die dir, deinen Bedürfnissen und deinen Erfahrungen in aller Vielschichtigkeit Tribut zollen.

Du kannst schon jetzt so stolz auf dich sein. Du hast dir selbst die Liebe und Aufmerksamkeit gegeben, die du wirklich verdienst und die du vielleicht nicht bekommen hast, als du sie gebraucht hättest. Aber jetzt kannst du der Welt selbstbewusst und mutig beweisen, dass du weder durch deine Vergangenheit noch durch andere Menschen oder Dinge definiert wirst, nicht einmal durch deine Gefühle – sondern durch deine angeborene Fähigkeit, ganz einzigartig du selbst zu sein. Durch die Arbeit in den einzelnen Phasen begreifst du, wer du wirklich bist.

Du erforschst die tiefe Weisheit deines Körpers. Du erkennst, dass du mit den richtigen Werkzeugen und der richtigen Anleitung bestens in der Lage bist, der Welt mitzuteilen, wer du bist, und die Wellen des Lebens zu reiten, wohin auch immer sie dich tragen.

Am Ende dieser Phase wirst du die richtigen Werkzeuge in den Händen halten, die dir deine Macht, dein Gefühl der Kontrolle und dein Gespür für dein Selbst zurückgeben. Ich freue mich, dass du die nächste Etappe deiner Entdeckungs- und Erkenntnisreise wagst. Lass uns nicht länger warten!

DRITTE PHASE: ENTWICKLUNG

- Der Vagusnerv – dein Partner bei der Stressbewältigung
- Herzfrequenzvariabilität (HFV)
- Vagusnervregulation durch heilsame Bewegung
- Achtsame Bewegung und sanftes Training
- Vagusnervregulation durch Veränderung des Lebensstils
- Vagusnervregulation durch Stärkung sozialer Verbundenheit

DER VAGUSNERV – DEIN PARTNER BEI DER STRESSBEWÄLTIGUNG

Ich verrate dir ein Geheimnis: Du hast echte Superkräfte. Ja! Das stimmt. Du, liebe Leserin, lieber Leser, hast Superkräfte. Vielleicht keine Kräfte, mit denen du fliegen oder dich unsichtbar machen kannst, aber in deinem Körper gibt es eine ebenso erstaunliche Kraft – deinen Vagusnerv.

Du hast ihn bereits in Kapitel 1 kennengelernt und viel über seine Funktionen erfahren, wie zum Beispiel die Regulierung deines

Herzschlags und deiner Atmung, aber lass ihn uns noch einmal gemeinsam betrachten, denn dieser Nerv ist deine Geheimwaffe, dein Partner und deine innere Superkraft. Er schützt dich vor Panikattacken, chronischem Stress und Angst, indem er deine Kampf-oder-Flucht-Reaktion reguliert und dich außerdem resilienter gegen Stress macht.

Denk daran: Ein reguliertes Nervensystem ist ein widerstandsfähiges Nervensystem (siehe Kapitel 3), und der Vagusnerv gibt uns die Werkzeuge an die Hand, die wir brauchen, um unser Nervensystem belastbarer zu machen.

Durch die Stimulation des Vagusnervs wirst du ruhiger, deine Stimmung hebt sich, du fühlst dich mit anderen verbunden und dein Kopf wird klarer. Gleichzeitig erhöht sich der Vagotonus. Er ist ein Maß für die Aktivität des Vagusnervs und letztlich des parasympathischen Nervensystems.

Ist der Vagotonus erhöht, hast du deine Emotionen besser unter Kontrolle, kannst tiefere Beziehungen zu anderen Menschen aufbauen und auch deine körperliche Gesundheit wird stabiler. Du wirst widerstandsfähiger und kannst die Herausforderungen des Lebens leichter bewältigen. Und nach einem Trauma, einer belastenden Situation oder einem großen Einschnitt in deinem Leben erholst du dich schneller und blühst sogar wieder auf.

Alles, was du tust, um deinen Vagusnerv zu stärken und gut für ihn zu sorgen, hilft dir, bessere Entscheidungen für dich selbst zu treffen, was sich wiederum auf dein gesamtes persönliches Umfeld auswirkt.

Werfen wir einen kurzen Blick auf den mächtigen Vagusnerv: Er entspringt im Hirnstamm, verläuft auf der linken und rechten Seite des Körpers und verbindet die Organe mit dem Gehirn. Er ist ein wichtiger Kommunikationsweg zwischen Gehirn und Körper – in beide Richtungen. Ohne ihn könnten wir weder richtig atmen noch unsere Nahrung verdauen. Und weißt du was? Nur Säugetiere haben diesen Nerv!

Der Vagusnerv unterstützt nicht nur lebenswichtige Funktionen wie Herzschlag und Atmung, sondern ist auch wichtig für dein Immunsystem und für die Bekämpfung von Entzündungen.

Der Vagusnerv reguliert die Kampf-oder-Flucht-Reaktion und löst eine Entspannungsreaktion im Körper aus.

HERZFREQUENZVARIABILITÄT (HFV)

In Kapitel 1 haben wir die HFV bereits kennengelernt. Eines der wichtigsten Ziele in dieser Phase des Reset-Programms besteht darin, deine HFV zu erhöhen. Du brauchst keine teuren Geräte, um deinen Körper und dein Nervensystem zu trainieren und deine HFV zu steigern.

Es ist viel einfacher, unsere Herzfrequenz über einen längeren Zeitraum hinweg zu beobachten. So erhalten wir wertvolle Informationen über die Funktionsweise unseres Nervensystems.

Das Beobachten deiner Herzfrequenz ist zwar keine direkte Messung der HRV, aber wenn du täglich eine Pause einlegst und deine aktuelle Herzfrequenz überprüfst, kannst du deine Fortschritte auf sinnvolle, messbare und fühlbare Weise verfolgen. In dem Maße, wie sich dein Nervensystem verändert und dein Vagusnerv gestärkt wird, wird sich deine Herzfrequenz von selbst verlangsamen.

Genau das wollen wir erforschen: wie sich dein Ruhepuls, also deine Herzfrequenz im Ruhezustand, über einen bestimmten Zeitraum hinweg verändert. Das geht nicht von heute auf morgen, aber durch konsequentes Üben und Wiederholen kann dein Ruhepuls sinken, wenn auch nur geringfügig. Das ist aber ein Zeichen dafür, dass sich dein Vagotonus erhöht!

Bestimme deine Herzfrequenz

1. Richte deine Aufmerksamkeit auf die Fingerkuppen von Zeige- und Mittelfinger deiner linken oder rechten Hand.
2. Mit diesen beiden Fingern tastest du deinen Puls entweder an deinem anderen Handgelenk oder am Hals:
3. **Handgelenk:** Leg Zeige- und Mittelfinger auf die Innenseite deines Handgelenks, direkt unterhalb des Daumenballens, um den Puls zu ertasten. Der Mittelfinger sollte gerade auf der Handgelenksfalte liegen. Übe leichten Druck aus, um den Puls zu fühlen.
4. **Halsschlagader:** Leg Zeige- und Mittelfinger leicht seitlich unterhalb des Kieferknochens an deinen Hals. Übe leichten Druck aus, um den Puls zu fühlen.
5. Wenn du den Puls spürst, zähle mit einer Stoppuhr, einer Uhr mit Sekundenzeiger oder einem Timer 15 Sekunden lang die Anzahl deiner Herzschläge.
6. Multipliziere diese Zahl mit vier, um die Herzfrequenz pro Minute zu erhalten.

Für ein möglichst genaues Ergebnis solltest du die Pulsmessung etwa dreimal wiederholen. Addiere die drei Werte und dividiere sie durch drei, um den Mittelwert zu erhalten.

Schreib deine Ergebnisse auf einen Zettel, in dein Handy, in dein Tagebuch oder ein Notizbuch. Es ist nicht wichtig, wo oder wie du deine Herzfrequenz misst und notierst, Hauptsache, du *tust* es.

Ich empfehle dir, jeden Morgen nach dem Aufwachen deine Herzfrequenz zu messen und die Werte zusammen mit dem Datum jeden Morgen in dein Tage- oder Notizbuch neben deinem Bett einzutragen. Wenn du dir Sorgen wegen deiner Herzfrequenz machst, solltest du auf jeden Fall einen Arzt aufsuchen.

Deine täglichen Aufzeichnungen geben dir wertvolle Einblicke in dein Nervensystem, in deine Schlafqualität, in die Auswirkungen verschiedener Stressoren oder Trigger und wie sich deine Herzfrequenz im Laufe der Zeit durch die Übungen in dieser Phase verbessert.

Erinnere dich beim Thema Aufzeichnung an die erste Phase, in der du mit deinen täglichen Sorgen- und Stimmungsprotokollen begonnen hast. Dieses Ritual regelmäßiger Reflexion, das du bereits in deinen Alltag integriert hast, läuft parallel zu den neuen Informationen, die du durch das Messen und Aufzeichnen deiner Herzfrequenz gewinnst.

Wenn du das konsequent machst, wirst du erkennen, wie sich deine täglichen körperlichen und emotionalen Erfahrungen und die Erkenntnisse aus der Beobachtung deiner Herzfrequenz gegenseitig beeinflussen.

Das ist der springende Punkt! Dein Weg führt dich vom reinen Wissen zur Erfahrung und wieder zurück zum Wissen. Du wirst erkennen, wie bestimmte Trigger sich auf deine Herzfrequenz auswirken und welche Muster und äußere Reize dein ANS beeinflussen. Du wirst nicht nur merken, wenn Trigger oder Stressoren dein Nervensystem beeinträchtigen, sondern kannst auch die Werkzeuge und Maßnahmen verfeinern, die du einsetzt, um deinen Vagusnerv und dein Nervensystem positiv zu unterstützen.

Das HFV-Training ist eine ganzheitliche Methode, die es dir ermöglicht, deine täglichen Erfahrungen effektiv zu erfassen, daraus zu lernen und gegebenenfalls begründete Veränderungen vorzunehmen.

In der dritten Phase solltest du neben den Herzfrequenzwerten unbedingt auch weiterhin deine täglichen Erlebnisse und Stimmungen beobachten.

Aber wie kann man eigentlich den Vagotonus erhöhen? Geht das überhaupt?

Die Antwort lautet: Ja, es ist möglich, aber du musst dir darüber im Klaren sein, dass die Erhöhung deiner HFV und die Senkung deines Ruhepulses Zeit braucht, genau wie alle anderen heilsamen Methoden, Prozesse und Abläufe. Du folgst deinem eigenen Zeitplan, und Ergebnisse stellen sich nicht über Nacht ein.

Statt dich zu sehr an Zahlen zu klammern, solltest du dir neue Rituale schaffen, die deinem Nervensystem, deinem Körper und deinem Geist Raum geben, sich zu entwickeln. Bitte denk daran, dass Vertrautes für dein Nervensystem am sichersten ist. Durch konsequente Wiederholung und Konstanz über einen längeren Zeitraum hinweg wird dein Nervensystem eine neue Version von Sicherheit erfahren.

In dieser Phase wirst du viele verschiedene Methoden kennenlernen und anwenden, wie du dein Leben auf sanfte Weise verändern kannst. Manches sagt dir vielleicht nicht so zu, anderes ist genau das Richtige für dich ist. Probiere es einfach aus, experimentiere herum und höre auf die intuitiven Impulse deines Nervensystems. Hab keine Angst davor, etwas Neues auszuprobieren, das dir dann doch nicht gefällt – das ist wichtig für den Prozess, dich intensiver mit dir selbst auseinanderzusetzen und deine wunderbare Individualität wertzuschätzen. Betrachte es einfach als Feedback deines weisen Körpers und nicht als Kritik an deiner Person.

Gemeinsam werden wir nun ganzheitliche Methoden erforschen, und heilsame Bewegung ist der beste Anfang, um deinen Vagusnerv zu regulieren.

VAGUSNERVREGULATION DURCH HEILSAME BEWEGUNG

Jetzt, wo du weißt, wie großartig dein Vagusnerv ist und wie du deinen Vagotonus messen kannst, ist es an der Zeit, deinen Vagusnerv zu aktivieren und deinen Vagotonus durch heilsame Bewegung zu erhöhen.

Im Wesentlichen lernst du, wie du dein Nervensystem durch Bewegung wieder ins Gleichgewicht bringst, wenn es durch Stressfaktoren überreizt oder überlastet ist.

Bewegung als Mittel zur Selbstregulation hat viele Vorteile: Durch die Erhöhung deines Vagotonus hast du mehr Kontrolle über deine Emotionen und Gedanken, kannst Stress und Angst abbauen und insgesamt besser mit den Herausforderungen des Lebens umgehen, all das mithilfe von Bewegung.

Durch die Optimierung deiner Stresstoleranz und der Belastbarkeit deines Nervensystems trägt Bewegung auch dazu bei, deinen emotionalen Zustand effektiver zu regulieren. Das bedeutet, dass du weniger empfindlich auf Probleme oder belastende Situationen reagierst und flexibler damit umgehen kannst.

Bewegung fördert nicht nur unsere Widerstandskraft und Stresstoleranz, sondern schafft auch Raum, in dem Körper und Geist unverarbeitete Emotionen und Erfahrungen loslassen können. Unser Körper ist auf Bewegung ausgerichtet, und Bewegung ist eine angeborene Form der Selbstregulation. Bewegungsmangel macht uns anfälliger für Stress und Angst.

Außerdem hilft dir Bewegung auf sehr kraftvolle Weise, mit deinem Körper und deinem Geist in Kontakt zu kommen. Du fühlst dich in deinem physischen Erleben besser verankert, was dir wiederum hilft, deine Gefühle und Gedanken besser zu regulieren. Wenn wir unsere körperlichen Empfindungen als frei fließend wahrnehmen können, empfinden wir oft ein Gefühl der Leichtigkeit oder des ungehinderten Flows, wodurch wir Stress und Angst loslassen können.

Somatische Bewegung beinhaltet die bewusste und präsente Wahrnehmung des eigenen Körpers während verschiedener Bewegungsabläufe. In diesem Prozess treten wir in Kontakt mit unseren inneren Empfindungen, während wir uns der Interaktion mit unserer Umwelt bewusst sind.

Somatische Bewegung oder bewegungszentrierte Ansätze zur Wahrnehmung des Körpers und der Umwelt können in folgende Bereiche unterteilt werden:

1. **Interozeption:** die Wahrnehmung von inneren Körpersignalen
2. **Exterozeption:** die Wahrnehmung der äußeren Umgebung
3. **Propriozeption:** die Wahrnehmung des Körpers, seiner Lage und Bewegung im dreidimensionalen Raum

Bei den folgenden somatischen Bewegungsübungen solltest du dich auf dein inneres Erleben der Bewegung konzentrieren. Somatische Bewegungen müssen nicht ästhetisch ansprechend sein und es geht auch nicht darum, deinen Körper zu einer Bewegung zu zwingen. Stattdessen nutzt du dein inneres Erleben und dein Körperfeedback für deine Bewegungen.

Vielleicht wirst du auch feststellen, dass sich dein emotionales Bewusstsein erweitert, wenn du somatische Bewegungen in deinen Alltag integrierst. Der körperliche Flow schafft einen Raum, in dem du schwierige Emotionen verarbeiten, loslassen und erleben kannst, ohne sie zu verbalisieren. Er erlaubt dir, deine Emotionen zu spüren, und bietet deinem Nervensystem neue Muster und kreative Wege, sie expressiv und instinktiv zu regulieren, anstatt sie kognitiv zu verarbeiten und darüber zu sprechen.

Die folgenden Übungen öffnen dir den Zugang zu neuen Einsichten. Ich ermutige dich, jede Bewegung mit offenem Geist auszuprobieren. Wenn du dabei merkst, dass dich eine bestimmte Bewegung besonders anspricht, ist das ein sanfter Anstoß, diese Bewegungsart näher zu betrachten.

Somatisches Dehnen (Somatic Stretching)

Somatisches Dehnen basiert auf dem physiologischen Prozess der Pandikulation, bei dem sich Muskeln von selbst zusammenziehen, dehnen und wieder entspannen. Ein Beispiel hierfür ist das Dehnen und Strecken nach dem Aufwachen.

Das Nervensystem nutzt die Pandikulation, um Muskelverspannungen zu lösen. Somatisches Dehnen zielt darauf ab, dieses natürliche Lösen von Muskelverspannungen nachzuahmen.

Wir lernen dabei, die Spannung in unseren Muskeln und Faszien bewusst wahrzunehmen und zu spüren, anstatt sie zu ignorieren. Obwohl diese Praxis im Kapitel über heilsame Bewegung aufgeführt ist, erfordert sie in der Regel eher Ruhe als körperliche Aktivität.

In der Ruhe können sich Nervensystem und Gehirn so weit verlangsamen, dass du deine unterschwelligen körperlichen Empfindungen wahrnimmst und dich wieder mit den Sinneserfahrungen deines Körpers verbindest. Auf diese Weise verbesserst du deine Achtsamkeit und Verbundenheit mit deinem Körper. Die Erfahrung der inneren Verbundenheit steht in vollem Einklang mit der Polyvagal-Theorie, die betont, wie sehr unser Nervensystem beeinflusst, wie wir mit uns selbst und mit unserer Umwelt in Kontakt treten (siehe Kapitel 1).

Hier sind drei einfache somatische Dehnübungen zum Ausprobieren:

Bewusstes Stehen

Um ein Gefühl für deinen Körper zu bekommen, ist es eine wunderbare Möglichkeit, einfach ruhig dazustehen und auf die verschiedenen Muskeln zu achten, während du atmest. Es kann eine Weile dauern, bis du dich mit deinem Körper, deinen Empfindungen und den verschiedenen Muskelgruppen vertraut gemacht hast. Diese sanfte somatische Dehnung schult dein Körperbewusstsein, bevor du zum nächsten Schritt der somatischen Dehnung übergehst.

1. Stell dich aufrecht hin, die Füße fest auf dem Boden, und nimm wahr, wie geerdet du dich in dieser Position fühlst.
2. Krümme oder spreize deine Zehen, um die Verbindung deiner Füße mit dem Boden zu spüren.
3. Versuche, deine Fußmuskeln eine Minute lang anzuspannen und wieder zu entspannen.

4. Richte deine Aufmerksamkeit auf deinen Atem. Atme fünf bis sieben Sekunden lang durch die Nase ein. Spüre, wie sich deine Bauchmuskeln beim Einatmen dehnen.
5. Atme sanft durch deine geschürzten Lippen aus und spüre, wie sich deine Bauchmuskeln zusammenziehen.
6. Wiederhole dieses langsame Einatmen und sanfte Ausatmen zehnmal und nimm dabei das Dehnen und Zusammenziehen der Muskeln und alle Empfindungen in deinem Körper wahr.
7. Bleib nach der Übung noch stehen und nimm dir einen Moment Zeit, um deinen Körper von Kopf bis Fuß zu scannen. Nimm wahr, wie sich die verschiedenen Muskelgruppen anfühlen: Sind bestimmte Muskeln angespannt oder fühlen sie sich locker an?

Sanfte Dehnung von Rücken und Bauch

Die folgende somatische Dehnung wird auch als Beckenheben (*glute bridge*) bezeichnet. In der zweiten Phase haben wir diese Übung zur Förderung deines Gleichgewichtsgefühls kennengelernt. An dieser Stelle greifen wir sie als somatische Dehnungsübung wieder auf, weil sie dir hilft, Verspannungen zu lösen und die Kontrolle über deine untere Rücken- und Bauchmuskulatur wiederzuerlangen. Das ist besonders hilfreich bei Rückenschmerzen. Diese sanfte Übung kannst du im Liegen durchführen.

1. Leg dich hin, stell deine Füße flach auf den Boden auf, die angewinkelten Beine hüftbreit auseinander.
2. Atme tief ein und aus und nimm wahr, wie sich deine Rücken- und Bauchmuskeln bewegen.
3. Wölbe langsam den Rücken, schieb den Bauch Richtung Decke und stemme beide Füße in den Boden, um die Gesäßmuskulatur zu aktivieren.

4. Halte die Position so lange, wie es für dich angenehm ist. Wenn du bereit bist, die Position zu verlassen, senke den Rücken langsam wieder ab, bis er flach auf dem Boden liegt.
5. Achte während dieser Bewegung auf Verspannungen und versuche, deine Muskeln zu entspannen.
6. Wiederhole die Übung drei- bis fünfmal. Mach zwischen den einzelnen Übungen eine längere Pause.

Dehnung des Iliopsoas

Der Iliopsoas ist eine Muskelgruppe tief im Bauch, die die Wirbelsäule mit den Beinen verbindet. Viele Menschen haben zumindest eine gewisse Anspannung in dieser Muskelgruppe. Das gilt für alle, die viel Zeit im Sitzen verbringen, zum Beispiel am Schreibtisch.

Durch somatisches Dehnen kannst du diese Muskelgruppe und die umliegenden Muskeln auf sanfte Weise bewusst wahrnehmen und vorhandene Verspannungen behutsam lösen.

1. Leg dich hin, stell deine Füße flach auf den Boden auf, die angewinkelten Beine hüftbreit auseinander.
2. Führe die rechte Hand hinter deinen Kopf und leg den Kopf in die Handfläche.
3. Heb deinen Kopf mit der rechten Hand an, während du gleichzeitig dein rechtes, angewinkeltes Bein etwa 15 cm vom Boden abhebst. Das linke Bein bleibt auf dem Boden.
4. Richte deine Aufmerksamkeit auf die Muskeln deines unteren Rückens, deiner Hüfte und Beine. Nimm wahr, wie sie sich anfühlen. Achte auf mögliche Verspannungen.
5. Halte die Position so lange, wie es für dich angenehm ist. Dann senkst du gleichzeitig den Kopf und das rechte Bein.

6. Bleib 30 Sekunden lang ruhig liegen, atme tief durch und nimm wahr, wie sich dein Körper anfühlt.
7. Wenn du bereit bist, wiederhole die Übung mit dem rechten Bein, strecke es aber diesmal, bevor du es hebst.
8. Wiederhole die Übung drei- bis fünfmal, bevor du zur linken Seite wechselst.
9. Halte jede Position so lange, wie es dir angenehm ist. Mach zwischen jeder Übung 30 Sekunden lang Pause.

Wenn dir diese somatischen Dehnübungen geholfen haben, solltest du jede Übung täglich fünf Minuten lang machen. Wenn du regelmäßig übst, wird sich dein Empfinden mit der Zeit verbessern.

ACHTSAME BEWEGUNG UND SANFTES TRAINING

Bewegung in jeder Form – vom Tanzen bis zum Spaziergang um den Block – kann eine heilsame Erfahrung sein.

Durch Bewegung greifst du auf dein natürliches Heilungssystem zu, das dir beim Abbau von Stress und Ängsten helfen kann. Vielleicht findest du einige Aktivitäten beruhigender als andere, aber es gibt kein Richtig oder Falsch. Wichtig ist, dass du eine Art der Bewegung entdeckst, die es dir ermöglicht, dich wieder mit deinem Körper zu verbinden und dich so zu bewegen, wie es dir guttut und dir wirklich Spaß macht!

Wie in Kapitel 4 beschrieben, war das für mich Mixed Martial Arts. Ich liebte alles an diesem Sport: den Geruch der Sporthalle, meine Trainingspartner, die zu Freunden wurden, wie meine Muskeln beim Training brannten und mein Körper und mein Geist in einen Flow-Zustand gerieten.

Das wird eine ganz besondere Erfahrung für dich sein. Vielleicht hast du schon eine Vorstellung davon, welche Art von Bewegung sich für dich gut anfühlt, oder du bist dir unsicher – beides lässt dir Raum für eine tiefere Auseinandersetzung mit dir selbst, deinen Wünschen, Vorlieben, deinem Lebensstil und dem aktuellen Zustand deines Nervensystems.

Achtsame Bewegung und sanftes Training können deinen Vagotonus effektiv verbessern und steigern. Viele Übungsformen sind gut zugänglich und du kannst sie auch bequem zu Hause durchführen.

Sanftes Training und achtsame Bewegung erhöhen nicht nur den Vagotonus, sondern dienen auch der Entspannung. Dein Nervensystem und dein Körper sind auf Bewegung ausgerichtet: Seit deiner Geburt ist Bewegung enorm wichtig für dich – bis heute.

Bewegung ist eine äußerst effektive und nützliche Ressource für uns, die uns viele ganzheitliche Vorteile bietet, wie zum Beispiel

- Förderung einer gesunden Gehirnfunktion
- Gewichtskontrolle
- Stärkung von Knochen und Muskeln
- Verringerung des Krankheitsrisikos auf lange Sicht
- Steigerung der Leistungsfähigkeit im Alltag

Der Sympathikus wird durch Bewegung aktiviert, weil der Energieverbrauch des Körpers steigt und so unsere Muskeln und Organe besser durchblutet werden. Wenn wir außer Atem sind, atmen wir oft durch den Mund, um mehr Sauerstoff in den Körper zu pumpen.

Du denkst jetzt vielleicht: *Ich will doch die Aktivierung meines Sympathikus senken, nicht erhöhen!* Du hast recht: Das übergeordnete Ziel ist die Verringerung der sympathischen Aktivierung sowie die Stärkung des Vagotonus und des ventral-vagalen Nervensystems. Um dies zu erreichen, muss das Nervensystem auf sanfte Weise physiologischem Stress ausgesetzt werden, zum Beispiel durch achtsame Bewegung, um es widerstandsfähiger zu machen und die sympathische Reaktion abzuschwächen.

Dein Sympathikus ist aber kein Bösewicht: Du brauchst ihn nicht nur zum Überleben, sondern auch immer dann, wenn du mehr Energie benötigst als im Ruhezustand. Denk daran, wie du das letzte Mal rennen musstest, um nach Hause zu kommen, um den Zug, den Bus oder das Flugzeug zu erwischen, oder zu deinem Auto, weil du spät dran warst oder es in Strömen geregnet hat. Oder daran, wie du dich das letzte Mal so richtig aufgekratzt und energiegeladen gefühlt hast! Das sind Beispiele für Situationen, in denen dir dein Sympathikus geholfen hat.

Sanftes Training aktiviert dein sympathisches Nervensystem und versetzt deinen Körper in physiologischen Stress, sodass du mehr Energie verbrauchst und die Zuckerspeicher deines Körpers leerst. Wenn du das über einen längeren Zeitraum hinweg konsequent machst, steigt deine Belastbarkeit. Was dir anfangs schwerfiel, fällt dir mit der Zeit immer leichter. Vielleicht hast du mit dem Laufen angefangen – beim ersten Mal haben deine Lungen und Muskeln wahrscheinlich gebrannt, und du konntest nicht weit laufen. Aber je mehr du trainiert hast, desto schneller läufst du nun die doppelte oder dreifache Strecke im Vergleich zum Anfang.

Achtsame Bewegung fördert also deine körperliche Belastbarkeit. Außerdem werden bestimmte physiologische Funktionen wie

Atmung, Muskel- und Knochendichte sowie die Leistungsfähigkeit des Herz-Kreislauf-Systems verbessert. Diese Systeme arbeiten nun auf einem höheren Niveau und mit einer höheren Kapazität als zuvor, wodurch die Energiereserven des Körpers effizienter genutzt werden können, wenn du nicht trainierst oder deinen Körper dynamisch bewegst.

Dein Nervensystem wird durch wiederholten physiologischen Stress widerstandsfähiger und belastbarer, wodurch die Aktivität des sympathischen Nervensystems mit der Zeit abnimmt. Gleichzeitig steigt die HFV an, was bedeutet, dass sich dein Vagotonus vergrößert. Dadurch gelangst du für längere Zeit in einen ruhigeren Zustand und kannst besser mit Herausforderungen umgehen.

Du musst nicht gleich für einen Marathon trainieren oder ein Weltklasse-Gewichtheber werden, um die Vorteile achtsamer Bewegung zu erfahren. Jede Form von Bewegung hat positive Auswirkungen, ganz gleich, was du gerne machst. Es ist wichtig, dort anzufangen, wo du gerade stehst. Wenn sanftes Training noch nicht Teil deines Lebens ist, kannst du mit kleinen Schritten beginnen und verschiedene Bewegungsformen, die dir Spaß machen, ausprobieren, damit daraus eine regelmäßige Praxis wird.

Mit kleinen Schritten anfangen

Ein kleiner Hinweis darauf, wie wichtig es ist, klein anzufangen: Gewohnheiten entwickeln sich erst mit der Zeit und brauchen in der Regel Wiederholung und Beständigkeit. Bei einer neuen Bewegung ist immer mit inneren Widerständen zu rechnen, weil sie noch nicht in den Alltag integriert ist. Hinzu kommt, dass wir gern nach dem

Grundsatz »viel hilft viel« handeln, was sich auf Bewegung kontraproduktiv auswirken kann.

Jede neue Bewegung macht sich im ganzen Körper bemerkbar. Muskeln, von denen du gar nicht wusstest, dass es sie gibt, werden zum ersten Mal seit langer Zeit wieder beansprucht, und wenn du es übertreibst, kann sich dein Körper nur schwer wieder erholen. Je länger dein Körper dafür braucht, desto unwahrscheinlicher ist es, dass du diese Bewegung wiederholst, zumindest nicht ohne großen inneren Widerstand.

Weniger ist mehr, vor allem, wenn du gerade erst mit achtsamer Bewegung anfängst. Mehr Training ist auch nicht unbedingt besser. Übermäßiges Training oder zu viel anstrengende Bewegung ohne ausreichende Erholungsphasen senken die HFV.

Wie bei vielen anderen Aktivitäten kommst du irgendwann an einen Punkt, an dem dich das Training nicht mehr spürbar weiterbringt. Ein Beispiel: Du nimmst an einem Langstreckenlauf teil, obwohl du seit Jahren nicht mehr trainiert hast. Du schaffst vielleicht die ganze Strecke, aber danach spürst du noch wochenlang jeden einzelnen Muskel schmerzhaft, sodass du in nächster Zeit sicher nicht mehr daran denkst, an einem Lauf teilzunehmen. Motivation braucht positive Ergebnisse. Deshalb wollen wir mit kleinen Schritten beginnen, einige Erfolge erzielen, ohne Körper und Geist zu überfordern, und uns dann langsam steigern und dabei das Nervensystem, die Muskeln, die Atmung und das Herz-Kreislauf-System entwickeln. Hör auf deinen Körper, nimm jede Anspannung oder jeden Widerstand wahr und achte darauf, wann dein Körper mit »Ja« oder »Nein« reagiert, wenn er gefordert wird.

BESTÄNDIGKEIT IST WICHTIG

Damit sich achtsame Bewegung oder sanftes Training positiv auswirken, braucht es Beständigkeit. Von ihr habe ich schon öfter in Verbindung mit konsequenter Wiederholung gesprochen, und ich möchte noch einige Punkte klarstellen.

Wenn wir das Wort »Beständigkeit« hören, denkt unser Gehirn sofort: *Das muss ich jeden Tag machen*, was aber nicht zwangsläufig so ist. Beständigkeit bedeutet einfach, etwas über einen längeren Zeitraum hinweg zu tun, zum Beispiel auf eine bestimmte Art und Weise zu handeln, bestimmte Verhaltensweisen an den Tag zu legen oder Ähnliches. Ich sage nicht, dass du jeden Tag etwas Bestimmtes tun oder dich entsprechend verhalten sollst, sondern regelmäßig über einen gewissen Zeitraum.

Hier verhaken sich viele von uns in ihren Ansprüchen an sich selbst. Wir wollen etwas, was wir uns vorgenommen haben, vom ersten Moment an jeden Tag tun. Wer schon einmal versucht hat, sich etwas Neues anzugewöhnen, weiß, dass diese Erwartung an uns selbst völlig unrealistisch ist. Manchmal vergessen wir es, wir werden krank oder sind zu müde dazu, oder andere Dinge in unserem Leben haben für eine Zeit lang Vorrang. Das ist völlig normal.

Denken wir also anders über Beständigkeit – als etwas, das realistisch und erreichbar ist. Betrachten wir Beständigkeit als etwas, das für dich und dein tägliches Leben Sinn macht. Es muss Sinn machen, wann und wie du dir Zeit für Sport oder Bewegung freischaufelst. Vielleicht kannst du nur an einem Tag in der Woche so trainieren, dass es dir guttut. Jemand anderes kann vielleicht zwei- oder dreimal in der Woche trainieren.

Beim Thema Beständigkeit geht es also nicht darum, wie oft du etwas tust, sondern dass du es über einen bestimmten Zeitraum regelmäßig tust, sei es einmal pro Woche für ein paar Monate oder Jahre oder jeden Tag. Beides ist beständig.

Ebenso wichtig ist, dass du realistisch einschätzt, wie viel Zeit und Energie du für diese Aufgabe aufbringen kannst. Vergiss nicht, dass du mit dem Training deiner HFV klein anfangen solltest.

Wenn du dir vornimmst, zweimal die Woche eine Stunde zu trainieren, und dann kommt etwas dazwischen, sodass du doch nicht so viel Zeit hast, wirst du nicht mehr so konsequent sein. Wenn du aber klein anfängst – zum Beispiel mit nur fünf Minuten Training und Bewegung – ist es viel wahrscheinlicher, dass du am Ball bleibst.

Je erfolgreicher du eine neue Gewohnheit oder Praxis etablierst, desto wahrscheinlicher ist es, dass du dabeibleibst. Der Botenstoff Dopamin, der für Motivation und Belohnung zuständig ist, spielt dabei eine wichtige Rolle.

Da achtsame Bewegung und sanftes Training so vielfältig sind, möchte ich hier keine speziellen Übungen vorstellen, sondern nur einige Anregungen anbieten.

Ausdauertraining

Ausdauertraining, auch aerobes Training genannt, hat zum Ziel, die Atmung und die Herzfrequenz während der Belastung auf über 50 Prozent des Grundumsatzes zu erhöhen.

Beispiele für Ausdauersportarten:

- Walking
- Joggen oder Laufen

- Tanzen
- Schwimmen
- Radfahren
- Wandern oder Treppensteigen
- Sportarten wie Fußball, Tennis oder Basketball

Krafttraining

Kraft- oder Widerstandstraining ist eine anaerobe Aktivität, bei der die Muskeln gegen eine Kraft oder einen Widerstand arbeiten müssen, um sie zu kräftigen.

Beispiele für Kraft- und Widerstandsübungen:

- Übungen mit dem eigenen Körpergewicht wie Liegestütze, Situps und Kniebeugen
- Übungen mit freien Gewichten wie Kugel-, Kurz- und Langhanteln
- Alltagsaktivitäten wie das Tragen von Einkäufen
- Übungen mit dem Widerstandsband

Diese Trainingsform stärkt die Muskelkraft, verbessert die Körperhaltung und trägt zur Erhaltung der Knochengesundheit bei. Um optimale Ergebnisse zu erzielen, ist es wichtig, das Kraft- oder Widerstandstraining in regelmäßigen Abständen durchzuführen und die Intensität langsam zu steigern. Außerdem ist es ratsam, die Übungen korrekt auszuführen, um Verletzungen zu vermeiden und die gewünschten Effekte zu maximieren.

Balanceübungen

Balance ist die Fähigkeit, den Körperschwerpunkt zu kontrollieren, und zwar innerhalb der durch die Standfläche vorgegebenen Grenzen. Die ergeben sich aus den Kontaktpunkten mit dem Untergrund, auf dem du stehst.

Die Körperbalance ist ein komplexer Prozess, an dem viele Körpersysteme beteiligt sind, einschließlich der vestibulären und propriozeptiven Sinnessysteme.

Beispiele für Balanceübungen:

- Tai-Chi oder Yoga
- auf einem Fuß stehen und den anderen Fuß vom Boden abheben
- Liniengang
- Aufstehen und Hinsetzen, ohne sich abzustützen

VAGUSNERVREGULATION DURCH VERÄNDERUNG DES LEBENSSTILS

Die Vorstellung, den eigenen Lebensstil zu ändern, löst bei den wenigsten Menschen Begeisterung aus und wird daher oft vernachlässigt, wenn es um Gesundheit und Wohlbefinden geht. Aber alles, was du tust, wenn du mit diesem Buch arbeitest und eine neue Methode oder ein neues Ritual einführst, verändert deinen Lebensstil, auch wenn du dir dessen nicht bewusst bist.

Im Wesentlichen veränderst du deine Art zu leben, indem du dein Verhalten oder deine täglichen Gewohnheiten neu ausrichtest und dadurch positive Effekte oder persönliches Wachstum hervorrufst.

Weit verbreitete Beispiele für Änderungen des Lebensstils drehen sich um folgende Themen:

- eine gesunde Schlafhygiene
- nahrhaftes Essen
- ausreichend Bewegung oder Sport
- Entspannungsübungen
- täglich reichlich Wasser trinken

Schau dir die Liste der häufigsten Änderungen am Lebensstil noch einmal an: Die meisten davon sind Gewohnheiten, über die wir gar nicht nachdenken – wir neigen dazu, alles so lange zu wiederholen, bis wir auf Autopilot schalten können und nicht mehr Energie als nötig dafür aufwenden müssen. Genau aus diesem Grund achten wir oft nicht darauf, wie sich unsere Gewohnheiten auf den Körper auswirken.

Veränderungen des Lebensstils sind oft am schwierigsten umzusetzen, weil unsere Gewohnheiten einfach so eingefahren sind, dass wir uns im Normalfall unbewusst gegen Veränderungen wehren. Das liegt daran, dass unser Gehirn zwar ein erstaunliches, aber auch ein ziemlich faules Organ ist. Es entwickelt gerne Muster, die es immer und immer wieder wiederholen kann, bis sie wie eine Abkürzung funktionieren und man nicht mehr bewusst über eine Handlung oder ein Verhalten nachdenken muss. Du musst zum Beispiel nicht mehr überlegen, wie du dir die Zähne putzt – wenn du jeden Morgen und jeden Abend über die einzelnen Schritte nachdenken müsstest, wäre das ziemlich anstrengend.

Das sollten wir bei jeder Art von Änderung am Lebensstil bedenken, zum Beispiel bei der Einführung neuer Übungsformen zum regelmäßigen Training, und klein anfangen.

Es ist nicht ratsam, alles auf einmal zu ändern. Es überfordert nur dein Nervensystem, wenn du zu früh zu viel änderst. Statt positive Veränderungen zu erfahren, wirst du dadurch nur noch mehr in den Überlebensmodus versetzt.

Im Folgenden stelle ich dir eine Reihe möglicher Änderungen deines Lebensstils vor, aber du musst nicht alle übernehmen, um positive Ergebnisse zu erzielen. Fang lieber mit einer kleinen Veränderung an und übe, übe, übe!

Nach einiger Zeit wird die neue Gewohnheit zu einem festen Bestandteil deines Lebens und du musst nicht mehr darüber nachdenken, sondern tust es einfach! Das ist der Zeitpunkt, an dem du eine weitere kleine Veränderung vornehmen kannst.

Für die meisten Menschen funktioniert es am effektivsten und schnellsten, wenn sie ihren Lebensstil durch kleine Veränderungen wie unten beschrieben anpassen. Diese können die HFV erhöhen, den Vagotonus verstärken, die Widerstandsfähigkeit des Nervensystems verbessern und eine übermäßige sympathische oder dorsal-vagale Reaktion regulieren.

Vielleicht klingen sie für deinen Geschmack zu einfach oder nach »zu wenig«. Aber glaub mir: Wenn du bereit bist, auch nur eine dieser Veränderungen zur neuen Norm in deinem Alltag zu machen, wirst du nicht nur deinen Vagusnerv und dein Nervensystem unterstützen, sondern auch deine Energie und das Vertrauen in die Selbstheilungskräfte deines Körpers zurückgewinnen.

1. Lebensstil-Änderung: Schlaf

Schlafmangel und Schlaflosigkeit sind mir nicht fremd. Im Alter von 16 bis 21 Jahren litt ich unter chronischen und permanenten Schlafstörungen. Die Nacht wurde zu meinem Feind: Ich wälzte mich bis in die frühen Morgenstunden hin und her, um mich dann aus dem Bett zu quälen und zur Schule zu gehen. Ich schlief mitten im Unterricht auf meinem Stuhl ein und konnte mich kaum länger als ein paar Minuten konzentrieren, bevor meine Gedanken abdrifteten.

Am Anfang war ich sehr frustriert. Oft war ich so erschöpft, dass ich nur noch weinen konnte. Mit der Zeit fühlte ich mich immer schwächer und isolierte mich zunehmend von den »Tagesmenschen«.

Ich war nicht in der Lage, dauerhafte Kontakte zu knüpfen, weil ich immer das Gefühl hatte, dass mein Gehirn gleich in einen dunklen Abgrund stürzen würde und ich nicht wusste, ob ich da jemals wieder rauskommen würde.

Mit der Zeit nahm ich es als gegeben hin, dass ich tagsüber mehr oder weniger schlafwandelte und die Nächte mit düsteren Gedanken zubrachte. Ich war von einer Müdigkeit geplagt, die einen dazu treibt, das ganze Leben wegwerfen zu wollen.

Irgendwie hatte ich mein Leben aufgegeben, und so wurde mein Dasein immer erbärmlicher. Ich hatte keine Energie mehr für all das, was mich als Teenager und junge Erwachsene sicher begeistert hätte. Das war schon eine seltsame Konstellation – ich schlafwandelte durch mein Leben, und niemand bemerkte es. Denn obwohl meine Gedanken immer finsterer, die Nächte immer länger wurden und ich mich völlig zurückzog, hatte ich immer noch einen Fuß in der Tür zur Außenwelt. Ich arbeitete und studierte, traf mich gelegentlich mit Freunden, ging sogar aus – und das sehr oft.

Aber schließlich hatte ich das Gefühl, ständig von irgendwo nach Hause und in mein Zimmer zu flüchten. Obwohl ich dort nicht das fand, was ich am meisten brauchte, nämlich tiefen Schlaf, wurde es zu meinem Zufluchtsort.

Schlafstörungen und Schlaflosigkeit kenne nicht nur ich, sondern etwa 40 Prozent der Weltbevölkerung leiden darunter. Die Gründe dafür sind vielfältig: unter anderem Nachtarbeit, Lebensstil, Erkrankungen sowie Traumata und Posttraumatische Belastungsstörungen.

Schlaf scheint etwas Selbstverständliches zu sein, aber die Gesellschaft übersieht oft, wie wichtig er für die körperliche und geistige Gesundheit ist.

Die Schlafqualität hat einen direkten Einfluss auf die Regulation von Hormonen, Emotionen und die Herz-Kreislauf-Funktion durch das Gehirn. Der Schlaf ist ein wirksames Mittel zur Wiederherstellung und Regeneration des Nervensystems. Während du schläfst, kann dein Körper alle Schäden reparieren, die im Wachzustand entstanden sind, einschließlich der Reparaturprozesse im Zusammenhang mit Entzündungen. Außerdem ist Schlaf für die Erhöhung der HFV und für einen gesunden Vagotonus von großer Bedeutung.

Schlafmangel hat zahlreiche negative Auswirkungen:

- erhöhte Entzündungswerte
- erhöhtes Risiko für Herz-Kreislauf-Erkrankungen, Typ-2-Diabetes, Magen-Darm-Beschwerden
- erhöhte Stressreaktion
- mehr Schmerzen
- Depression

- Angstzustände
- kognitive Probleme
- Gedächtnisprobleme

Ist der Schlaf gestört, kann das ANS aus dem Gleichgewicht geraten. Dies hat Auswirkungen auf unwillkürliche Funktionen wie die Temperaturregulation, die Herzfrequenzvariabilität (HFV), die Atmung, die sexuelle Erregbarkeit und die Kontrolle der Darm- und Blasenfunktion.

Wie wir in Kapitel 2 gelernt haben, sorgt das ANS dafür, dass der Körper auf innere und äußere Reize reagieren kann, indem es ein Gleichgewicht zwischen dem sympathischen und dem parasympathischen Nervensystem herstellt. Wenn wir müde und schläfrig sind, wird das parasympathische Nervensystem aktiviert, begleitet von einer erhöhten elektrischen Aktivität des Vagusnervs, dem Vagotonus. Der Herzschlag verlangsamt sich und der Blutdruck sinkt, wenn wir vom Non-Rapid-Eye-Movement-Schlaf (NREM-Schlaf) in die tieferen Schlafphasen übergehen.

Während des Schlafs durchlaufen wir verschiedene Phasen, darunter den NREM-Schlaf und den Rapid-Eye-Movement-Schlaf (REM-Schlaf). In den NREM-Phasen ist der Parasympathikus aktiver, während in den REM-Phasen, in denen wir träumen, der Sympathikus dominiert.

Unter Stress ist der Sympathikus stärker aktiviert als sonst. In der Folge wird das parasympathische Nervensystem nicht aktiviert, was es schwierig macht, den Körper auf den Schlaf vorzubereiten, da die Herzfrequenz auf einem hohen Niveau bleibt.

Der Vagusnerv ist für den Schlaf von entscheidender Bedeutung, und Schlaf ist wiederum wichtig für Entwicklung und Erhalt eines gesunden Vagotonus. Untersuchungen haben gezeigt, dass die Herzfrequenz bei Schlafentzug im Vergleich zu normalen Schlafbedingungen erhöht ist. Der Anstieg der Herzfrequenz kann auf eine Verringerung des Vagotonus zurückgeführt werden.

Guter Schlaf erhöht den Vagotonus und die Herzfrequenzvariabilität (HFV), was zu einem gesunden Schlafmuster beiträgt. Im Gegensatz dazu senkt Schlafmangel den Vagotonus und die HFV, was zu frustrierenden Einschlaf- und Durchschlafproblemen führen kann. Um dieses Muster zu durchbrechen, kannst du aktiv daran arbeiten, deinen Vagotonus und deine HFV zu erhöhen. Wir werden uns gleich einfache und effektive Methoden dafür ansehen.

Wenn du deinen Lebenswandel für besseren Schlaf ändern willst, musst du bewusst darauf achten, was du tagsüber tust und wie du es tust. Gleichzeitig ist es eine der schwierigsten Veränderungen deines Lebensstils. Es braucht Zeit, manchmal verdammt viel Zeit, um deinen Schlaf wieder in ein gesundes Muster zu bringen. Aber wenn du beharrlich auf deinen Schlaf achtest, wirst du zehnfach belohnt: Du hast mehr Energie, kannst deine Emotionen besser regulieren und die täglichen Herausforderungen besser meistern. Gib deinen Schlaf nicht auf.

Okay, ich glaube, du bist bereit, das Schlafmonster zu bekämpfen und eine wirklich erholsame Nachtruhe zu erlangen. Die folgenden einfachen Übungen können dir dabei helfen.

Resonanzatmung für besseren Schlaf

Wir modernen Menschen atmen viel zu häufig, etwa zwölf bis sechzehn Atemzüge pro Minute. Vielleicht hast du deine Atemfrequenz bisher nicht bewusst wahrgenommen, weil diese rhythmische

Funktion automatisch abläuft. Aber was, wenn ich dir sage, dass deine Atmung der schnellste und effektivste Weg ist, um dein ANS auszugleichen und deinen Vagotonus zu erhöhen? Eine langsame, rhythmische Bauch- oder Zwerchfellatmung kann den Tonus deines Vagusnervs erhöhen und deine HFV steigern.

Studien haben gezeigt, dass die optimale Atemfrequenz für das Nervensystem und den Körper bei sechs bis zehn Atemzügen pro Minute liegt. Aber nicht nur die Atemfrequenz ist wichtig, sondern auch, wie man atmet. So ist die Nasenatmung mit Ein- und Ausatmen durch die Nase der wichtigste Schritt zur richtigen Atmung.

Mit der Bauchatmung verlangsamst du deine Atemfrequenz auf etwa sechs Atemzüge pro Minute und maximierst so deine HRV. In diesem Zustand fühlst du dich ruhig und entspannt – und bei Schlafmangel sogar schläfrig.

Um die besten Ergebnisse zu erzielen, solltest du diese Methode trainieren. Du trainierst dich selbst, richtig zu atmen und dein Nervensystem zu optimieren. Dazu musst du die Bauchatmung mehrmals am Tag üben, um Stress abzubauen und den Vagotonus zu erhöhen.

Die Anpassung deiner Atmung braucht etwas Zeit, aber mit dieser Atemtechnik kannst du jederzeit dein Nervensystem regulieren, wenn es nötig ist.

Für die Resonanzatmung musst du zunächst lernen, dein Zwerchfell zu aktivieren und mit seiner Hilfe zu atmen. Bei der Resonanzatmung hebt sich die Bauchdecke beim Einatmen und senkt sich beim Ausatmen wieder.

Der erste Schritt ist oft der schwierigste, da wir die meiste Zeit unseres Lebens falsch atmen. Nimm dir einen Moment Zeit, um wahrzunehmen, *wie* du gerade atmest:

- Leg eine Hand auf deine Brust und die andere auf den Bauch.
- Hebt sich deine Bauchdecke beim Einatmen? Oder weitet sich dein Brustkorb?

Die meisten Menschen atmen flach in den Brustkorb. Das ist die normale Atmung, wenn wir intensiv trainieren oder unter Stress stehen, denn durch die schnelle und flache Atmung gelangt mehr Sauerstoff in die Lunge. Für Ruhe, Entspannung und Erholung ist die Brustatmung jedoch ungeeignet.

Der erste Schritt besteht darin, die Bauchatmung zu lernen. Und so geht's:

- Am besten übst du zuerst im Liegen. Atme durch die Nase ein und stell dir vor, dass sich dein Bauch wie ein Ballon zur Decke hin ausdehnt.
- Wenn es dir schwerfällt, deinen Bauch beim Einatmen auszudehnen, kannst du ein leichtes Gewicht auf den Bauch legen, um das Zwerchfell zu aktivieren. Du kannst zum Beispiel ein Buch oder eine Wärmflasche nehmen oder einfach beide Hände auf den Bauchnabel legen.
- Beim Ausatmen sinkt dein Bauch wieder nach unten.
- Bei der Zwerchfellatmung sollte sich dein Brustkorb nicht bewegen, nur der Bauch dehnt sich aus und zieht sich zusammen.
- Übe eine Woche lang jeden Tag fünf Minuten lang, dein Zwerchfell zu aktivieren und deinen Bauch beim Einatmen auszudehnen. Es geht nicht darum, wie schnell du atmest, sondern mit dem Zwerchfell zu atmen.

Wenn dir das auch nach einer Woche noch schwerfällt, solltest du eine weitere Woche lang üben, bevor du weitermachst.

Wenn du mit dem Zwerchfell atmest, können wir das Tempo deiner Atmung anpassen. Für sechs Atemzüge pro Minute

- fünf Sekunden lang durch die Nase einatmen, fünf Sekunden lang ausatmen

oder

- vier Sekunden lang einatmen, sechs Sekunden lang ausatmen.

Das Ziel sind sechs Atemzüge pro Minute, aber es ist auch in Ordnung, wenn du am Anfang eine höhere Atemfrequenz hast. Mit der Zeit solltest du deine Atemfrequenz allmählich verringern.

Übe jeden Tag fünf Minuten lang, deine Atmung zu verlangsamen und denk daran, dabei mit dem Zwerchfell zu atmen. Fünf Minuten genügen, um deine Atmung auf einen optimalen Vagotonus und eine optimale HFV umzustellen.

Wenn du dich mit der langsamen Resonanzatmung wohlfühlst, kannst du sie auch im Bett anwenden, um schneller einzuschlafen.

2. Lebensstil-Änderung: Natürliches Licht

Eine der besten Möglichkeiten, um deinen Vagusnerv und dein Nervensystem zu unterstützen, besteht darin, dich vorzugsweise morgens im Tageslicht aufzuhalten. Dadurch werden die Cortisolproduktion und der Melatoninspiegel reguliert und vor allem ein gesunder zirkadianer Rhythmus erreicht.

Der zirkadiane Rhythmus ist so etwas wie ein eingebauter Zeitplan, der in jeder einzelnen Zelle deines Körpers existiert, einschließlich deines Gehirns. Dieser Zeitplan bestimmt unter anderem den Rhythmus von Schlaf, Körpertemperatur, Stoffwechsel und Stimmung.

Der zirkadiane Rhythmus kann aus dem Takt geraten, vor allem in Stresssituationen und bei erhöhtem Cortisolspiegel. Dadurch kann der Schlaf-Wach-Zyklus gestört werden, der nach einer eingebauten 24-Stunden-Uhr abläuft.

Natürliches helles Licht wirkt sich indirekt auf den Schlaf und die Stimmung aus, indem es die Verfügbarkeit von Botenstoffen wie Serotonin beeinflusst, die an der Steuerung unseres emotionalen Zustandes beteiligt sind. Außerdem steuert und stabilisiert es den zirkadianen Rhythmus, indem es ihn mit dem jeweiligen Tag-Nacht-Rhythmus, Sonnenaufgang und -untergang synchronisiert.

Natürliches Licht ist eine kostenlose und leicht zugängliche Ressource, die den Tagesrhythmus und einen gesunden Schlafrhythmus unterstützen und die Stimmung stabilisieren kann.

Tageslicht gibt deinem Körper wichtige Impulse, um deinen zirkadianen Rhythmus umzustellen, vor allem in den frühen Morgenstunden. Natürliches Licht am Morgen hilft deinem Körper, sich wieder an den inneren Zeitplan anzupassen, der in deinen Zellen verankert ist.

Licht ist ein wichtiger Impulsgeber für den Schlafzyklus deines Körpers. Durch das Licht, dem du tagsüber ausgesetzt bist, weiß dein Körper, wann es Zeit ist, ins Bett zu gehen und wieder aufzuwachen.

Wie du mehr Licht bekommst

Wenn du dich gleich morgens natürlichem Licht aussetzt, hast du den größten Nutzen. Im Idealfall solltest du in der ersten Stunde nach dem Aufwachen etwa 20 Minuten im direkten Tageslicht verbringen.

Um die Vorteile des natürlichen Lichts zu maximieren, ist es wichtig, sich direkt dem Tageslicht auszusetzen – ohne Sonnenbrille, Hut oder etwas, das das Licht filtert, wie zum Beispiel Fenster.

Um vom natürlichen Licht zu profitieren, ist es nicht unbedingt notwendig, dass die Sonne scheint oder der Himmel blau ist. Auch wenn du in einer kälteren Klimazone lebst oder es bewölkt oder regnerisch ist, gibt es natürliches Licht, das deinen Tagesrhythmus effektiv reguliert. Du musst nur dein Gesicht in die Richtung drehen, in der die Sonne am Himmel steht!

3. Lebensstil-Änderung: Kälteexposition

Wahrscheinlich hast du schon Videos oder Bilder von Menschen gesehen, die in eiskalte Pools springen oder über kalte Duschen sprechen; es scheint, als würde gerade jeder seinen großen Zeh ins Eisbad halten.

Kältetherapie und Kälteexposition sind in aller Munde und nicht umsonst haben diese gesundheitsfördernden Methoden die Welt im Sturm erobert.

Dabei sind sie nicht wirklich neu, denn die Menschheit praktiziert sie schon seit Jahrhunderten. Es hat sich gezeigt, dass die Kältetherapie eine der besten Methoden ist, um den Vagusnerv zu stimulieren und den Vagotonus zu erhöhen.

Neueste Forschungsergebnisse zur Kälteexposition belegen, dass regelmäßige Eisbäder die Aktivierung des Sympathikus reduzieren und die des Parasympathikus erhöhen.

- Kältetherapie stärkt aber nicht nur den Vagotonus, sondern hat auch viele weitere Vorteile für den gesamten Körper, wie zum Beispiel:
- Verbesserung der Herz-Lungen-Funktion
- Stärkung des Immunsystems
- Regulierung von Entzündungsprozessen
- Regulierung der Stressreaktion

Kälteexposition mag auf viele abschreckend wirken, aber man muss ja nicht gleich in ein Eisbad springen und einen Weltrekord aufstellen, um die Vorteile dieser Methode zu erfahren. Wie bei allen Änderungen am Lebensstil gilt es auch hier, mit kleinen Schritten zu beginnen und die eigene Kälteresistenz langsam zu steigern. Dazu gibt es viele verschiedene Möglichkeiten – wichtig ist, dass du eine Form der Kälteexposition findest, die zu dir und deinen Bedürfnissen passt. Hier sind einige Beispiele, die du ausprobieren kannst:

- nach der warmen Dusche eiskalt duschen
- ein Eisbad nehmen
- den Kopf in kaltes Wasser tauchen
- eine kalte Kompresse auf Hals und Brust legen
- Aufenthalt im Freien bei frostigen Temperaturen

Es gibt also mildere Formen der Kälteexposition, die du als Einstieg nutzen kannst. Es geht nicht darum, wer es am längsten im Eisbad aushält, sondern darum, deinen momentanen körperlichen Zustand ernst zu nehmen und dort anzufangen, wo du gerade stehst. Wenn du mit einer kalten Kompresse beginnst, ist das schon ein guter Anfang! Es gibt kein Richtig oder Falsch, sondern nur den Weg, der für dich am besten funktioniert.

VAGUSNERVREGULATION DURCH STÄRKUNG SOZIALER VERBUNDENHEIT

Heutzutage betrachten viele von uns Beziehungen als etwas, das wir uns zwar wünschen, aber nicht wirklich brauchen. Kein Wunder – während der COVID-19-Pandemie waren wir isoliert und von Freunden, Familie und der Gesellschaft abgeschnitten. Die Welt hat sich ins Netz verlagert, Homeoffice, Zoom-Workouts und Facetime sind inzwischen für die meisten von uns zur Selbstverständlichkeit geworden.

Obwohl wir mit ein paar Mausklicks mit Menschen rund um den Globus in Kontakt treten können, sind viele seit der Pandemie mehr denn je von Isolation und Einsamkeit betroffen.

Rund 33 Prozent der Erwachsenen fühlen sich einsam – mehr als ein Drittel der Weltbevölkerung hat das Gefühl, keine echten menschlichen Bindungen zu haben.

Dabei braucht der Mensch genau das. Das Gefühl, dazuzugehören und von anderen getragen zu werden, ist eine Grunderfahrung des Menschseins. Es ist kein Luxus, sondern notwendig für unser körperliches und seelisches Wohlbefinden.

Der Mensch hat schon früh die Fähigkeit entwickelt, starke soziale Bindungen einzugehen und aufrechtzuerhalten, was ihm viele

Vorteile brachte: Schutz vor wilden Tieren, besseren Zugang zu Nahrung und mehr Sicherheit vor Angriffen. Durch soziale Verbundenheit hat der Mensch gelernt, sich abzusichern und damit seine Überlebenschancen zu erhöhen.

Soziale Verbundenheit und Beziehungen bieten aber nicht nur Sicherheit, sie helfen uns auch, mit Stress besser umzugehen. Starke soziale Bindungen sind lebensnotwendig und geben uns mehr Stabilität und Kontrolle über unser Leben, was unsere psychische und emotionale Sicherheit stärkt.

Unser soziales Bindungssystem funktioniert am besten, wenn sich unsere Umgebung sicher und kontrollierbar anfühlt. Ein starkes soziales Bindungssystem ermöglicht es uns, ein tragfähiges Netzwerk von Menschen aufzubauen, die uns unterstützen, uns durch die Höhen und Tiefen des Lebens begleiten und uns motivieren, unsere Ziele zu verfolgen.

Oxytocin, das sogenannte Liebes- oder Bindungshormon, ist dabei sehr wichtig, denn es fördert soziale Verbundenheit und Gefühle wie Zuneigung und Vertrauen. Es wird vermehrt ausgeschüttet bei Umarmungen, Berührungen, Musik und Sport und vor allem dann, wenn wir uns mit anderen Menschen verbunden fühlen. Durch die Freisetzung von Oxytocin erhöht sich auch die HFV, wodurch wir uns besser auf andere einlassen können und ein tieferes Gefühl der Verbundenheit empfinden.

Koregulation

Einige Studien haben gezeigt, dass Paare in einer Liebesbeziehung tatsächlich eine sogenannte Herzsynchronizität erleben – damit ist gemeint, dass die Herzfrequenz und die HFV von zwei Personen übereinstimmen. Ebenso wurde beobachtet, dass in Situationen, in denen ein Partner eine Unregelmäßigkeit in der Herzaktivität zeigte und seine Herzfrequenz sank, sich die Herzfrequenz des anderen Partners erhöhte, um dem Partner zu helfen.

Auch wenn dies auf einer unbewussten Ebene geschieht, veranschaulichen diese Beispiele sehr schön den physiologischen Austausch zwischen Menschen, der als Koregulation bezeichnet wird. Im Wesentlichen handelt es sich dabei um einen Prozess innerhalb vertrauensvoller Beziehungen, bei dem ein Partner in einem dysregulierten Zustand von der regulierten Nervenaktivität des anderen profitiert, um wieder in einen ventral-vagalen parasympathischen Zustand zu gelangen.

Wir Menschen koregulieren unser ganzes Leben lang. Als Baby vertrauen wir auf die sanften Signale unserer Eltern oder Bezugspersonen, um uns sicher zu fühlen. In der Kindheit und Jugend ist Koregulation lebensnotwendig, um Sicherheit, Bindung und die Kompetenz zu entwickeln, mit herausfordernden oder schwierigen Emotionen oder belastenden Lebenserfahrungen eigenständig umzugehen.

Auch im Erwachsenenalter haben wir das Bedürfnis nach Koregulation, vor allem in Zeiten von Dauerstress, bei Veränderungen, Lebensübergängen oder bei großem Schmerz. Wenn wir uns nicht selbst regulieren können, brauchen wir andere Menschen, die uns Sicherheit geben, um uns zu erden, zur Ruhe zu kommen und zur Selbstregulation zurückzufinden.

Koregulation funktioniert auf verschiedene Weise, zum Beispiel:

- über die Augen: Lachfältchen rund um die Augen, wenn jemand herzlich lächelt; ein sanfter oder intensiver Blick
- über die Kopfhaltung: ein zur Seite geneigter Kopf vermittelt Sicherheit und Einfühlungsvermögen des Gegenübers

- über die Intonation: das Sprechtempo, die Sprechmelodie: weich, hart, singend, sanft, aggressiv
- durch eine aufrechte, zugewandte Körperhaltung
- über weiche, rhythmische Laute

Diese Körpersignale kannst du als Hinweise auf Sicherheit verstehen. Vielleicht erinnerst du dich an den Begriff der Neurozeption, den wir schon kennengelernt haben. Bei diesem Prozess entschlüsselt das ANS unsere Umgebung anhand der Körpersignale anderer Menschen und überprüft, ob wir uns in Sicherheit oder in Gefahr befinden. Dies geschieht unbewusst, aber wir können Körpersignale auch ganz bewusst nutzen, um unser Nervensystem zu regulieren.

Verbundenheit und soziale Beziehungen mit vertrauenswürdigen Personen, bei denen wir uns sicher fühlen, sind wesentliche Bestandteile unseres Regulationspuzzles. Darüber hinaus nutzt jeder Mensch individuell unterschiedliche Sicherheits- und Körpersignale, um einen gesunden Vagotonus zu erzeugen und aufrechtzuerhalten sowie sein soziales Bindungssystem zu aktivieren, um leichter mit anderen in Verbindung treten zu können.

In allen Phasen dieses Buches haben wir uns mit Maßnahmen, Techniken und Werkzeugen beschäftigt, die ein Gefühl von Sicherheit schaffen und Raum für Entspannung und Regeneration des Nervensystems bieten. Die Übungen zur Stärkung sozialer Verbundenheit (Reconnective Practices), die du nun kennenlernen wirst, erleichtern es dir, mit anderen in Beziehung zu treten und sind so etwas wie das Dach auf deinem Traumhaus. Sie vertiefen die Entwicklung, die in deinem Körper stattgefunden hat, indem sie deine persönliche Resilienz und deine Fähigkeit, die Herausforderungen deines Lebens zu bewältigen, erweitern.

Gemeinsam beenden wir nun die dritte Phase mit zwei kraftvollen Methoden, die deine Koregulation und deine sozialen Beziehungen stärken.

Prosodie – wie du sprichst

Deine Stimme ist ein sehr wichtiger Teil deines Menschseins. Sie ist eines der wichtigsten Mittel, um mit der Außenwelt zu kommunizieren und zu interagieren – du teilst anderen deine Gedanken, Gefühle, Ideen, Grenzen, Bedürfnisse und Träume mit, bringst zum Ausdruck, wer du bist und wie du dich fühlst.

Dein Sprechtempo, der Rhythmus und die Melodie deiner Sprache werden als Prosodie bezeichnet. Sie vermitteln zusätzliche Informationen, die über das gesprochene Wort hinausgehen. Ein Beispiel: Du hast bestimmt schon oft jemanden gefragt, wie es ihm oder ihr geht, und die Antwort war: »Mir geht es gut.« Der dumpfe und monotone Tonfall hat dir aber sofort signalisiert, dass es der Person in Wirklichkeit alles andere als »gut« ging.

Der Klang der Stimme verrät, wie sich jemand fühlt oder in welchem emotionalen Zustand er oder sie sich befindet. Unser Gehör hat sich im Laufe der Zeit so verfeinert, dass wir selbst kleinste Veränderungen in der Intonation, im Sprechrhythmus oder im Sprechtempo wahrnehmen, um festzustellen, ob wir bei unserem Gegenüber sicher sind oder uns potenziell bedroht fühlen müssen. Hier kommt wieder die Neurozeption ins Spiel.

Eine Stimme, die die Tonhöhe moduliert, interpretieren wir viel eher als Zeichen von Sicherheit als eine monotone Stimme, die wir als potenziell bedrohlich oder gefährlich einstufen. Interessanterweise geht ein niedriger Vagotonus häufig mit einer gestörten sozialen Kommunikation einher, einschließlich einer monoton klingenden Stimme.

In der Interaktion mit anderen Menschen können wir erkennen und wahrnehmen, *wie* sie mit uns kommunizieren und sprechen, und unsere Prosodie entsprechend einsetzen. Dies bringt unsere soziale Aktivierung zum Einsatz. Manche Menschen in deinem Leben haben vielleicht eine moduliertere Sprache. Durch die Wahrnehmung minimaler Veränderungen in der Art ihrer Kommunikation kannst du in einen entspannteren und ruhigeren ventral-vagalen Zustand kommen, dich mit diesen Menschen koregulieren und auf einer tieferen Ebene mit ihnen verbinden.

Alle Muskeln der Stimmbänder werden vom Vagusnerv gesteuert. Das bedeutet, dass deine Stimme nicht nur ein Fenster zum aktuellen Zustand deines Vagusnervs ist, sondern auch ein Werkzeug, mit dem du den Vagotonus beeinflussen und verstärken kannst, um deine soziale Aktivierung zu beleben.

Achte darauf, wie du sprichst und übe, deine Stimme zu modulieren. Probiere es am besten zu Hause vor dem Spiegel aus. Sprich laut, als würdest du dich unterhalten. Variiere die Lautstärke, den Tonfall und die Tonhöhe deiner Stimme von laut bis leise flüsternd, von modulierend bis monoton. Dadurch wird dir bewusst, wie du mit anderen sprichst, und du kannst die Intonation deiner Stimme, den Tonfall, den Rhythmus und das Sprechtempo gezielt verändern, um dein Gefühl von Sicherheit und Verbundenheit mit den Menschen um dich herum zu vertiefen.

Oder du kombinierst deine Atmung mit deiner Stimme, um deinen Vagusnerv zu aktivieren und so deine Prosodie weiter zu verbessern.

Atem- und Prosodieübung

Diese einfache Übung aktiviert deine Stimmbänder, verändert die Stimmlage und verlängert die Ausatmung, um den Vagusnerv sanft zu stimulieren.

Und so geht's:

1. Nimm eine bequeme Sitzposition mit geradem Rücken und entspannten Schultern ein.
2. Wenn du dich sicher fühlst, kannst du die Augen schließen. Wenn du dich mit offenen Augen wohler fühlst, kannst du sie auch auf einen Punkt vor dir auf den Boden richten, mit weichem, entspanntem Blick.
3. Verlangsame deine Atmung, indem du durch die Nase einatmest, dabei bis fünf zählst, und durch die geschürzten Lippen ausatmest, während du bis sieben zählst.
4. Wiederhole die langsame Atmung zehnmal.
5. Beim nächsten Atemzug atmest du tief ein und hältst den Atem an.
6. Während du den Atem anhältst, bläst du die Wangen auf und schließt die Lippen, damit die Luft nicht entweichen kann.
7. Mit aufgeblasenen Wangen summst du einen hohen Ton, so wie eine Biene. Beim Summen strömt dein Atem automatisch durch die Nase aus.
8. Du summst so lange, bis dir die Luft ausgeht.
9. Entspanne deine Wangen und dein ganzes Gesicht und nimm drei Atemzüge.
10. Wiederhole diese Übung zehnmal.

Musik

Musik ist seit Jahrtausenden ein wichtiger Bestandteil des menschlichen Lebens, und wir fühlen uns aus vielen Gründen zu ihr hingezogen.

Bestimmt hast du schon einmal eine Melodie gehört, die dich zu Tränen gerührt hat, oder du hast in einem Stimmungstief unwillkürlich dein Lieblingslied mitgesungen und deinen Körper dazu bewegt – du kennst die einzigartige Kraft und Wirkung von Musik auf unsere Gefühle.

Einer der Gründe, warum Musik ein so emotionales Erlebnis sein kann, ist die Verbindung, die das Gehirn zwischen einer Melodie und deinen Erinnerungen herstellt. Musik aktiviert Hirnareale, die an der Verarbeitung von Erinnerungen beteiligt sind, und löst Zusammenhänge und Assoziationen aus. Wir *spüren* Musik tatsächlich im Körper.

Neuere Studien haben außerdem gezeigt, dass das Hören angenehmer Musik die Hirnareale stimuliert, die für Emotionen und Belohnung zuständig sind, was zu einer Erhöhung des Dopaminspiegels im Gehirn und im Körper führt.

Kein Wunder, dass Musik in der Geschichte der Menschheit immer eine wichtige Rolle gespielt hat. Wir fangen gerade erst an, die wunderbare Wechselwirkung zwischen Musik und menschlicher Physiologie zu verstehen und wie Musik die Regulierung unseres Nervensystems unterstützen kann.

Genau wie die Prosodie der Stimme kann auch Musik über das Gehör Sicherheitssignale vermitteln und die ventral-vagalen Bahnen und den Vagusnerv aktivieren. Mit dem richtigen Lied kannst du eine Reaktion im Körper auslösen, die beruhigend wirkt. Die Forschung zeigt, dass tatsächlich das Hören von langsamer, beruhigender und rhythmischer Musik die Herzfrequenz, den Blutdruck und die Atemfrequenz senken kann.

Neben dem Hören von Musik hat auch das eigene Musizieren positive Auswirkungen. Beim Singen und Sprechen aktiviert die Stimme den Vagusnerv, der die Kehlkopfmuskulatur steuert. Wir singen und summen, ohne viel darüber nachzudenken. Dabei verändert sich dein Atemmuster: Du atmest tiefer und verlängerst die Ausatmung. Und wie du inzwischen weißt, aktiviert die langsame Zwerchfellatmung den Vagusnerv und erhöht die Herzfrequenzvariabilität.

Jeder einzelne Mensch auf diesem Planeten ist einzigartig, aber es ist schön zu wissen, dass Musik uns alle miteinander verbindet. Natürlich hat jeder Mensch seinen eigenen Musikgeschmack – aber egal, ob Techno, Rock, Pop oder Klassik, jede Art von Musik löst Emotionen aus und reguliert das menschliche Nervensystem.

Ich empfehle dir, so viel Musik wie möglich in dein Leben zu integrieren. Finde heraus, welche Musikrichtungen, Künstler oder Bands welche Emotionen in dir auslösen, und vergiss dabei deine eigene Stimme nicht!

Erstelle die ganz persönliche Playlist für dein Nervensystem

Für jeden Zustand deines Nervensystems gibt es die passende Musik. Je nachdem, in welchem Zustand du dich gerade befindest, kannst du ganz bewusst für Erfahrungen sorgen, die verbindend und regulierend wirken.

Dein Musikgeschmack ist etwas Besonderes, also nutze ihn – gib den verschiedenen Zuständen deines Nervensystems einen Namen und stell dann mit viel Spaß eine Playlist zusammen, die dich durch ihr Auf und Ab begleitet.

Zum Beispiel:

- **Die ventral-vagale Playlist** könnte Songs enthalten, die fröhlich klingen und bei denen du gerne mitsingst. Zum Ausgleich könntest du auch ein paar langsamere und beruhigende Lieder in die Playlist aufnehmen.
- **Die Kampf-oder-Flucht-Playlist** könnte schnelle, rhythmische Songs enthalten, die dich zum Tanzen anregen und so die überschüssige Energie aus deinem Nervensystem befördern.
- **Die dorsal-vagale Playlist** könnte aus langsamen, rhythmischen Songs mit sich wiederholenden Sequenzen bestehen – das Tempo kann sich allmählich steigern und dir mehr Energie geben.

Musik kann uns helfen, unser Gefühl der inneren Verbundenheit mit uns selbst und mit anderen zu vertiefen, indem sie unseren ventralen Vaguszustand und unsere soziale Aktivierung stimuliert. Sie begleitet uns auf der Reise durch unsere Emotionen und hilft uns, das Nervensystem durch eine ganzheitliche Körper-Geist-Erfahrung zu entspannen und zu regulieren.

Mit Musik in deinem Leben kannst du schwierigen oder belastenden Gefühlen und Gedanken Raum geben und ein Gefühl der Verbundenheit entwickeln, das dir die Sicherheit gibt, mit deinen Erfahrungen nicht allein zu sein.

WIE DU DIE ÜBUNGEN IN DEN ALLTAG INTEGRIEREN KANNST

Das war wirklich ein toller Abschluss: Phase drei war ein absolutes Feuerwerk! Ich bin unglaublich stolz auf dich, dass du dich durch die letzte Phase des Reset-Programms gearbeitet hast. In der dritten Phase hast du dein Wissen und dein Verständnis des Vagusnervs vertieft. Außerdem weißt du jetzt, wie du die Aktivität deines Vagusnervs mithilfe der HFV kontrollieren kannst und wie du gut für deinen Vagotonus sorgst und ihn stärkst.

Das Wissen, das du in der dritten Phase – ebenso wie in den Phasen eins und zwei – erworben hast, ist keine einmalige Sache. Vielmehr hast du in diesen Phasen ein neues Konzept entwickelt und in dein Leben integriert, das Körper und Geist miteinander verbindet, um eine Struktur und einen Raum zu schaffen, die dir den nötigen Halt geben, damit du sicher, getragen und voller Freude durchs Leben gehen kannst.

Für deine weitere Entwicklung ist es wichtig, dass du diese Methoden und Rituale konsequent anwendest und erlebst. Einige der Methoden aus den Phasen eins und zwei werden in Phase drei durch neue Methoden ersetzt. Das ist immer so, wenn man Schritt für Schritt vorgeht.

Es bleibt dir überlassen, wie du zwischen den einzelnen Phasen wechselst und welche Übungen du anwenden möchtest. So kannst du deine Übungen jederzeit an den aktuellen Zustand deines Nervensystems und an deine Lebensumstände anpassen. Wenn sich zum Beispiel dein Leben stark verändert oder du vor einer wichtigen Entscheidung stehst, die Zweifel auslöst und dein Sicherheitsgefühl beeinträchtigt, helfen dir die Übungen aus der ersten Phase, diese Sicherheit wiederzuerlangen. Sie schaffen eine sichere Basis und geben dir Halt.

Im nächsten Schritt schauen wir uns an, wie du die Methoden der dritten Phase in deinen Alltag integrieren kannst, aber vorher möchte ich dich darauf hinweisen, dass du nicht alle Übungen auf einmal durchführen kannst und solltest. Entscheide dich für das, was dir hilft, und lass weg, was dir nicht mehr dienlich ist.

Alle fett gedruckten Methoden gehören zur dritten Phase. Einige Übungen habe ich in die neue Rubrik »Optionale tägliche Übungen« aufgenommen. Entscheide selbst, ob du mit diesen Übungen weitermachen oder eine Pause einlegen möchtest.

Tägliche Übungen

- **Deine Herzfrequenz jeden Morgen bestimmen**
- **Achtsame Bewegung und sanftes Training: such dir eine Trainingsform aus, die dir zusagt, und mach sie zwei- bis dreimal pro Woche**
  - Ausdauertraining
  - Krafttraining
  - Balanceübungen
- **Somatisches Dehnen: einmal pro Woche**
- **Änderungen am Lebensstil: Konzentriere dich für einen bis drei Monate auf eine Änderung**
  - Schlaf (Resonanz-Atemtraining)
  - Natürliches Licht morgens
  - Kälteexposition
- **Übungen zur Stärkung sozialer Verbundenheit (Reconnective**

Practices): Konzentriere dich auf eine Übung und mach sie zwei- bis dreimal pro Woche
  - Prosodie: Atem- und Prosodieübung
  - Musik: Playlist für jeden Zustand des Nervensystems
- Tägliches Stimmungsprotokoll abends
- Möglichkeiten zur Regulierung: wähle eine aus
  - Propriozeptiver sensorischer Input
  - Kälteexposition
  - Singen
  - Natürliches Licht
  - Entspannungsmusik
  - Entspannungsbad oder heiße Dusche

Optionale tägliche Übungen

- Eine Containment-Übung pro Tag: Wähle eine aus
- Eine Körperübung pro Tag
- Sanfte Bewegung: Wähle eine Übung aus, die du jeden zweiten oder dritten Tag machst
  - Wiegen
  - Schaukeln
  - Schwingen
  - Regeneratives Yoga
- Gleichgewichtsübungen: Wähle eine aus, die du jeden zweiten oder dritten Tag machst
  - Beckenheben
  - Krabbengang
  - Auf einem Fuß balancieren

Gelegentliche Übungen

- Führe Tagebuch über deine Grundbedürfnisse und erfülle sie; stell dazu einen Aktionsplan auf
- Erstelle die Landkarte deines Nervensystems; leg hierzu eine Liste von Glimmern an, auf die du schnell zugreifen kannst

Übungen bei Bedarf oder je nach Wunsch

- Physisches Lockern – neurogenes Zittern
- Progressiver Bodyscan
- Sorgenprotokoll
- Emotionen erkennen und aushalten
- Maßnahmen zur Regulierung von Übererregung: Wähle eine aus
  - Propriozeptiver sensorischer Input
  - Kälteexposition
  - Singen
- Maßnahmen zur Regulierung von Untererregung: Wähle eine aus
  - Natürliches Licht
  - Entspannungsmusik
  - Entspannungsbad oder heiße Dusche

Ich bitte dich, immer nach deinen persönlichen Bedürfnissen und Wünschen zu handeln und diese zu respektieren. Nimm dieses Buch deshalb nur als Anregung, um dir einen Plan zu machen, der sich mit deinem Alltag vereinbaren lässt. Deine Rituale sollen dir Kraft und Energie geben und keine lästigen Aufgaben sein, die dich erdrücken. Deine Rituale sollen dir Raum geben, wenn du Trost und

Sicherheit brauchst, dich aber auch ein wenig herausfordern, damit dein Nervensystem sich weiterentwickeln und noch belastbarer werden kann. Es gibt keine Vorgaben, wie viel, wie oft oder wie lange du diese Rituale praktizieren sollst – entscheidend ist, was für dich stimmig ist. Vertrau auf deine innere Weisheit, sei dein eigener Leitstern und deine eigene Autorität auf deinem Weg, und du wirst immer erfolgreich sein.

NACHWORT

Deine Arbeit mit diesem Buch ist eine kraftvolle Botschaft an dich selbst und an andere: Alle deine Erfahrungen, egal ob herausfordernd oder nicht, sind wahr.

Du erkennst an, dass sie dir dabei geholfen haben, dein Leben zu meistern und mit bestimmten Mustern umzugehen, aber sie definieren nicht, wer du bist – und sie hindern dich nicht daran, in deinem Leben alles zu sein, was du sein kannst.

Du kannst sicher sein, dass du mit deinen Erfahrungen auf deinem weiteren Weg nicht alleine bist. Ich hoffe, dass dir dieses Buch etwas über dich selbst vermittelt hat, von dem du dich getragen und verstanden fühlst.

Durch die Beschäftigung mit deinem Nervensystem, insbesondere mit dem Vagusnerv, hast du neue Erkenntnisse gewonnen und zahlreiche Erfahrungen darüber gemacht, wie sehr dein Körper dich und deine Reaktionen auf dein Umfeld beeinflusst. Vertrau der Weisheit deines Körpers und hör auf ihn, so entwickelst du auf sanfte Weise eine verbundene, mitfühlende und achtsame Beziehung zu dir selbst.

Diese neue Verbindung zu deinem Körper und deinen Emotionen heilt nicht nur traumatische Erfahrungen, Angst und Stress. Nein, lass dich ganz auf deinen Körper ein und auf alles, was er dir zu bieten hat – sinnliche Genüsse, körperliche Schmerzen, emotionale

Freuden und Sorgen. Nur so gelangst du zu mehr Selbsterkenntnis und innerer Erfüllung.

Löse dich von alten und wenig hilfreichen Überzeugungen über dich selbst, damit du dein wahres Selbst mit neuen Augen sehen und annehmen kannst. Du wirst merken, dass dein Körper darauf mit mehr Lebendigkeit und Resilienz reagiert.

Durch die Heilung emotionaler Wunden und das neue Vertrauen in die Intelligenz deines Körpers vertiefst du gleichzeitig deine Beziehungen zu dir vertrauten Menschen und fühlst dich insgesamt besser. Du hast keine Angst mehr vor Gefühlen oder Entscheidungen, entwickelst mehr Selbstvertrauen und akzeptierst auch die Seiten an dir, mit denen du bisher Schwierigkeiten hattest. Durch dieses neue Bewusstsein gelingt es dir, Überlebensreaktionen, die dir nicht mehr dienlich sind, zu erkennen und zu integrieren, die hinderlichen zu verändern und so auf sanfte Weise deinen Körper und deine Sicherheit zurückzugewinnen. Entscheidend ist, dass diese Veränderungen aus einer Haltung der Liebe heraus geschehen – dass du wirklich darauf achtest, was das Beste für dich, deine Gesundheit und dein Glück ist.

Nimm den Schwung dieses Buches mit, um auf diesem Weg weiterzugehen, weiterzuwachsen und den Prozess der Selbstfindung fortzusetzen.

GLOSSAR

Autonomes oder vegetatives Nervensystem (ANS): der Teil des Nervensystems, der für die lebenswichtigen Grundfunktionen des Körpers zuständig ist, die außerhalb unserer Kontrolle liegen, wie zum Beispiel Herzschlag, Blutdruck, Atmung, Regulierung der Körpertemperatur, Herzfrequenzvariabilität, sexuelle Erregung, Kontrolle von Darm und Blase, Schwitzen, Blutkreislauf, Verdauung usw. Innerhalb des ANS gibt es zwei Systeme: den Sympathikus, der die Kampf-oder-Flucht-Reaktion auslöst, und den Parasympathikus, der für den Ruhe- und Verdauungsmodus steht (*rest and digest*). (Siehe auch Homöostase)

Containment: das Gefühl, gehalten zu werden und beruhigt und sicher zu sein. Es lässt sich durch verschiedene Maßnahmen zur Selbstregulierung erreichen. Containment-Übungen schaffen einen sicheren inneren Raum.

Dissoziation: ein Zustand, in dem eine Person zwar im Raum anwesend ist, aber ein Gefühl der Distanz zu den Ereignissen um sie herum erlebt; das Gefühl, vom eigenen Körper oder der Realität abgekoppelt zu sein.

dorsal-vagales System: Teil des parasympathischen Nervensystems, das im Zustand der Immobilisierung und der Erstarrung bei wahrgenommener Bedrohung oder bei dissoziativen Zuständen aktiv ist.

Emotionen: unbewusste und instinktive Reaktionen auf innere und äußere Zustände, Ereignisse und die Umwelt. Diese Reaktionen sind nicht greifbar und manifestieren sich als komplexe mentale Zustände. Emotionen haben auch einen physiologischen Aspekt, da sie körperliche Veränderungen auslösen und Empfindungen im Körper erzeugen.

Erstarrungsreaktion: das dorsal-vagale System ist aktiviert, der Körper erstarrt, oft begleitet von Gefühlen der Hilflosigkeit und Ohnmacht. (Siehe auch dorsal-vagales System, Immobilisierung)

Exterozeption: die Wahrnehmung von Reizen aus der äußeren Umgebung.

Faszien: Bindegewebsstruktur, die Muskeln, Blutgefäße und Knochen umhüllt und stützt. In der Somatischen Therapie wird angenommen, dass der Körper Schmerzen und Traumata in den Faszien und in Form von Muskelverspannungen speichert.

Fawn-Reaktion: Einschmeicheln bei anderen oder überangepasstes Verhalten, um Konfrontation zu vermeiden.

Freeze-Reaktion: siehe Erstarrungsreaktion

Friend-Reaktion: freundliches, kooperatives Verhalten, um soziale Unterstützung zu erhalten.

Gefühle: die *bewusste, kognitive* und *subjektive* Interpretation eines emotionalen Zustandes, die durch Gedanken und Bewertungen beeinflusst ist.

Herzfrequenzvariabilität (HFV): die Unterschiede in den Zeitabständen aufeinanderfolgender regelmäßiger Herzschläge. Eine hohe Herzfrequenzvariabilität weist oft auf eine effektivere Funktion des Vagusnervs beziehungsweise auf einen hohen Vagotonus und damit auf eine gute Stressbewältigung und Emotionsregulation hin.

Homöostase: die Fähigkeit des Körpers, einen stabilen und konstanten Zustand aufrechtzuerhalten, indem er ein Gleichgewicht zwischen den verschiedenen Organfunktionen und den Veränderungen in der äußeren Umgebung herstellt. So werden zum Beispiel der Blutzuckerspiegel oder die Körpertemperatur in einem optimalen Bereich gehalten.

Hyperarousal: siehe Übererregung.

Hypoarousal: siehe Untererregung.

Immobilisierung: eingeschränkte oder vollständige Bewegungsunfähigkeit beziehungsweise Erstarrung als Reaktion auf extremen Stress oder traumatische Erfahrungen. Eines der drei Systeme der Polyvagal-Theorie, auch als dorsal-vagal bezeichnet.

Interozeption: die Wahrnehmung und Interpretation von Körpersignalen wie Hunger oder Durst dient der Regulation des ANS.

Kampf-oder-Flucht-Reaktion: Reaktion bei der Aktivierung des Sympathikus. Stresshormone bewirken Veränderungen im Körper, die ihn auf eine schnelle und kraftvolle Reaktion vorbereiten, zum Beispiel Kampf gegen eine Bedrohung oder Flucht vor ihr.

Mobilisierung: Bei Gefahr wird der Sympathikus aktiviert, der den Körper für die Kampf-oder-Flucht-Reaktion mobilisiert. Eines der drei Systeme der Polyvagal-Theorie.

Neurozeption: ein unbewusster neuronaler Prozess, durch den das Nervensystem subtile Hinweise auf Gefahr oder Sicherheit in der Umwelt wahrnimmt und entsprechende Verhaltens- und physiologische Reaktionen auslöst.

Parasympathikus: bildet zusammen mit dem Sympathikus das ANS; übernimmt die Regulation vieler innerer Organe und stimuliert die Verdauungsorgane in der Ruhephase. Löst bei Überforderung Immobilisierungsreaktion in Gehirn und Körper aus.

Polyvagal-Theorie: Diese Theorie erklärt, wie das ANS mit unserem Sozialverhalten und der Fähigkeit, uns in unserer Umgebung sicher und verbunden zu fühlen, zusammenhängt. Sie befasst sich insbesondere mit der Bedeutung des ventralen Vagusnervs für die Regulierung von Emotionen und sozialen Beziehungen. Die Theorie unterscheidet drei Systeme des ANS: Mobilisierung (Sympathikus), soziale Aktivierung (*social engagement*; ventraler Vagusnerv), Immobilisierung (dorsaler Vagusnerv).

Propriozeption: die Fähigkeit des Körpers, durch sensorische Rezeptoren die Position und Bewegung der Gliedmaßen im dreidimensionalen Raum wahrzunehmen, zum Beispiel die Bewegung der Gelenke, die Kontrolle der Muskelspannung oder das Erkennen der Position der Gliedmaßen im Dunkeln.

Shutdown: dorsal-vagaler Zustand der Untererregung (Hypoaraousal), häufig verbunden mit gedämpftem Empfinden oder Depression und Antriebslosigkeit.

soziale Aktivierung (*social engagement system*): Das System der sozialen Interaktion, der Kommunikation und der sozialen Verbundenheit aktiviert unser angeborenes Bedürfnis, uns in unserer Umgebung unter vertrauten Menschen sicher zu fühlen. Es ist Teil des ANS und wird durch den parasympathischen ventralen Vagus reguliert. Eines der drei Systeme der Polyvagal-Theorie.

Somatische Therapie: »Soma« leitet sich vom altgriechischen Wort für Körper ab. Somatische Therapie ist ein Überbegriff für therapeutische Ansätze, die zur Bewältigung von Traumata mit körperlichen Empfindungen und Bewegungen arbeiten.

Stressreaktionszyklus: Die Reaktion des Körpers auf eine Bedrohung verläuft in drei Phasen: Wahrnehmung, Kampf-oder-Flucht-Reaktion, Rückkehr in einen Zustand der Ruhe und Erholung. Wird der Zyklus nicht abgeschlossen, kann die emotionale Reaktion im limbischen Teil des Gehirns verharren und der Körper bleibt im Alarmzustand.

Sympathikus: trägt zusammen mit seinem Gegenspieler, dem Parasympathikus, zur Aufrechterhaltung der Homöostase zwischen Aktivität und Ruhezustand im Körper bei. Übernimmt in Stresssituationen die Steuerung der Organfunktionen und bereitet den Körper bei Bedrohung auf eine schnelle und kraftvolle Reaktion vor (Kampf-oder-Flucht-Reaktion).

Trauma: Alles, was einem Menschen zu viel, zu schnell oder zu früh widerfährt, als dass er es bewältigen könnte.

Übererregung: ein anhaltend erhöhter Aktivierungszustand als Stressreaktion des Nervensystems, oft verursacht durch traumatische Erfahrungen. Symptome können zum Beispiel Unruhe, Aggressivität, Angst oder erhöhte Wachsamkeit sein.

Untererregung: ein anhaltend verminderter Aktivierungszustand, oft ausgelöst durch die Erstarrungsreaktion infolge einer traumatischen Erfahrung. Symptome können zum Beispiel Empfindungen von Taubheit und Apathie sein.

Vagotonus: Ein ausgeglichener Vagotonus, der zum Beispiel bei Aktivierung des Vagusnervs durch Zwerchfellatmung, effiziente Atemtechniken und eine hohe Herzfrequenzvariabilität erreicht wird, geht mit einem gut regulierten Nervensystem und einer effektiven Emotionskontrolle einher.

Vagusnerv: größter Nerv im menschlichen Körper und Hauptakteur des parasympathischen Nervensystems, der vom Gehirn bis zum Bauch verläuft. Er besteht aus einer linken und einer rechten Seite sowie Vorder- (ventral) und Rückseite (dorsal). Der Vagusnerv überträgt zahlreiche Signale aus dem Verdauungssystem und verschiedenen Organen zum Gehirn und umgekehrt. Sein ventral-vagaler Teil ist dafür verantwortlich, einen Zustand der Ruhe und Entspannung zu fördern, den Ruhe- und Verdauungsmodus.

ventral-vagales System: Teil des parasympathischen Nervensystems, das aktiv ist, wenn wir mit anderen verbunden sind, die uns das Gefühl von Sicherheit, Verbundenheit und Unterstützung vermitteln. (Siehe auch soziale Aktivierung)

Zentrales Nervensystem (ZNS): Hauptbestandteil des Nervensystems, umfasst Gehirn und Rückenmark; steuert und koordiniert alle körperlichen und geistigen Aktivitäten.

HILFSMITTEL

Um dich auf deinem Weg der Heilung zu unterstützen, habe ich eine kleine Auswahl nützlicher Hilfsmittel zusammengestellt, die dir neue Methoden und Denkansätze zum Thema Trauma aufzeigen können.

Dazu gehören auch häufig gestellte Fragen, die dir vielleicht bei der Arbeit mit diesem Buch gekommen sind, sowie weiterführende und inspirierende Literatur, die dir auf deinem weiteren Weg hilfreich sein kann.

HÄUFIG GESTELLTE FRAGEN

Da ich allein lebe, habe ich Angst, dass mich das Programm überfordern oder sogar in eine Depression stürzen könnte. Woher weiß ich, ob und wann ich professionelle Hilfe in Anspruch nehmen sollte?

Das Programm ist so konzipiert, dass es dir alle Werkzeuge an die Hand gibt, die du brauchst, um positive und dauerhafte Veränderungen herbeizuführen, aber es ist kein Ersatz für professionelle Hilfe. Wenn du das Gefühl hast, dass du dich in einer Krise befindest oder nicht mehr alleine zurechtkommst, wende dich bitte sofort an jemanden aus deinem Unterstützungsnetzwerk oder an einen

Psychotherapeuten. Das Programm ist auch dann noch für dich da, wenn du wieder dazu bereit bist.

Worauf sollte ich bei einem ganzheitlichen Therapeuten achten?

In diesem Buch haben wir Methoden erarbeitet und integriert, die du leicht zu Hause anwenden kannst. Im Rahmen einer ganzheitlichen Therapie hast du jedoch einen geschützten Raum, um an deinem Heilungsprozess zu arbeiten.

Die Suche nach dem richtigen Therapeuten oder der richtigen Therapeutin kann belastend und anstrengend sein, aber es lohnt sich, jemanden zu finden, der oder die zu deiner Persönlichkeit, deiner Weltanschauung und zu deinen Bedürfnissen passt. Erkundige dich zum Beispiel nach:

- ihrer oder seiner beruflichen Qualifikation und der Erfahrung im Umgang mit Menschen, die ähnliche Themen oder Probleme haben wie du oder die unter Traumata, Angst, Stress und Posttraumatischem Belastungssyndrom leiden.
- der Art der Therapie und ob sie auf einem bestimmten Ansatz basiert, zum Beispiel Kognitive Verhaltenstherapie (KVT), achtsamkeitsbasierte Therapie, Polyvagal-Theorie oder Somatische Therapie.
- der Häufigkeit der Therapiesitzungen, wie lange eine Behandlung in der Regel dauert, ob es eine Warteliste für Klient*innen gibt und ob Termine auch abends und am Wochenende möglich sind.
- den Gebühren und den damit verbundenen Leistungen. Ist die Erstberatung kostenlos oder wird eine kostenlose Probesitzung zum Kennenlernen angeboten?

Entscheidend ist aber, wie wohl und sicher du dich bei einem Therapeuten oder einer Therapeutin fühlst. Die therapeutische Beziehung sollte von Verständnis und gegenseitigem Respekt geprägt sein, ein Aspekt, der bei Weitem am häufigsten unterschätzt wird. Du solltest dich so wohl fühlen, dass du offen über deine Erfahrungen sprechen kannst, ohne dich verurteilt zu fühlen. Wenn das nicht der Fall ist, spielt es überhaupt keine Rolle, wie viele akademische Abschlüsse oder wie viel Erfahrung ein Therapeut oder eine Therapeutin hat. Für eine erfolgreiche Therapie ist es wichtig, dass du dich sicher und respektiert fühlst.

Es ist aber auch in Ordnung, wenn du keine Beziehung zu deinem Therapeuten oder deiner Therapeutin aufbauen kannst. Du hast jederzeit das Recht zu wechseln, wenn du nicht zufrieden bist, und solltest dich nie unter Druck gesetzt fühlen, bei jemandem zu bleiben, der dir nicht entspricht.

Wie könnte eine typische Woche mit Ritualen und Übungen in der dritten Phase aussehen?

Jede Phase bietet dir mehrere Möglichkeiten, um in dich hineinzuhorchen und herauszufinden, was am besten zu dir passt und was du gut in deinen Alltag integrieren kannst. Erwarte in keiner Phase schnelle Ergebnisse. Dein Körper und dein Geist brauchen Zeit, um sich anzupassen. Sei also nachsichtig mit dir, wenn nicht gleich alles perfekt läuft!

Achte auf den natürlichen Rhythmus und Fluss der einzelnen Methoden, die du in dein Leben integrieren möchtest, das ist sehr wichtig. Um herauszufinden, wann, wo und wie du diese Methoden am besten anwenden kannst, solltest du deinen Tagesablauf ehrlich und realistisch einschätzen.

Wenn du zum Beispiel Kinder hast, die jeden Morgen pünktlich das Haus verlassen müssen, um zur Schule zu gehen, hast du morgens wahrscheinlich viel um die Ohren. Da bleibt kaum Zeit, dich in Ruhe hinzusetzen und die Resonanzatmung zu üben, bevor du zur Arbeit gehst. Zwing dich nicht dazu, dich für diese Übung hinzusetzen, sondern such dir eine andere Möglichkeit, um die Atmung während des Tages zu trainieren. Das können fünf Minuten in der Mittagspause sein, auf dem Weg nach Hause oder abends, bevor du ins Bett gehst.

Damit sich Gewohnheiten verfestigen, müssen sie einfach umsetzbar sein. Wenn du immerzu denkst: *Dafür habe ich keine Zeit!*, wird es dir nicht gelingen, eine neue Gewohnheit in deinen Tagesablauf aufzunehmen. Versuche, dir irgendwann am Tag eine kurze Auszeit zu nehmen, um zu üben, und bleib dann dabei.

Es ist auch wichtig, ein Gleichgewicht zwischen dem Ritual und deinen täglichen Verpflichtungen zu finden. Wenn du eine Sache übertreibst, wird sie zu einer lästigen Pflicht. Lässt du sie aber schleifen, wirst du vielleicht keine Auswirkungen auf dein Leben feststellen, weil sich nichts ändert. Beständigkeit bedeutet für jeden etwas anderes, deshalb solltest du herausfinden, wann du am besten konsequent üben kannst: morgens, vor dem Schlafengehen oder auch unterwegs. Probiere verschiedene Zeiten aus, um zu sehen, was für dich am besten funktioniert.

Mit der Zeit wirst du feststellen, dass eine Übung in die andere übergeht oder dass du etwas Neues ausprobieren möchtest, wenn du in einem bestimmten Bereich nicht weiterkommst. Hab keine Angst, etwas zu verändern, wenn dir die Übungen eintönig oder langweilig erscheinen. Folge deiner Intuition, anstatt etwas zu erzwingen, was einfach nicht mehr passt.

Und noch ein wichtiger Hinweis: Wenn es nicht so läuft, wie du es dir erhofft oder geplant hast – vielleicht kannst du ein, zwei Tage oder sogar eine Woche lang nicht üben –, dann heißt das nicht, dass du versagt hast. Das sagt überhaupt nichts Negatives über dich aus. Wichtig ist, dass du bereit bist, neu anzufangen, egal wie viel Zeit vergangen ist oder wie sehr du von deinem Plan abgewichen bist. Es ist eine Übungspraxis, eine Reise zur Selbstfindung und Heilung – -und kein Wettbewerb. Solange du bereit bist, neu anzufangen, bist du auf dem richtigen Kurs.

Es gibt keinen richtigen oder falschen Weg durch die Phasen. Wähle aus jeder Phase das aus, was sich für dich am besten anfühlt, und lebe es so, wie du es für richtig hältst. Übernimm die Verantwortung für deine täglichen Rituale; erlaube dir, Fehler zu machen oder etwas zu ändern, wenn es dir nicht gefällt. Auf diese Weise lernst du, für dich selbst zu sorgen, und dadurch wächst du.

WEITERFÜHRENDE UND INSPIRIERENDE LITERATUR

Es gibt viele Bücher, die dich auf deinem Weg unterstützen, inspirieren und dir bei deiner kontinuierlichen Weiterentwicklung helfen können. Ich habe eine Liste mit einigen meiner Lieblingsbücher zusammengestellt. Ich bin sicher, dass sie dir gefallen werden, sei es, um mehr über dich selbst zu erfahren, deinen Horizont zu erweitern oder einfach nur, um eine gute Lektüre zu genießen!

- Dana, Deb, *Polyvagal Exercises for Safety and Connection* (W. W. Norton & Company, 2020); dt.: *Arbeiten mit der Polyvagal-Theorie:*

Übungen zur Förderung von Sicherheit und Verbundenheit (G. P. Probst, 2020)

- Damasio, Antonio, *The Feeling of What Happens* (Vintage, 2000); dt.: *Ich fühle, also bin ich* (antiquarisch: List, 2000)
- Feldenkrais, Moshe, *Awareness Through Movement* (Thorsons, 1991); dt.: *Bewusstheit durch Bewegung* (antiquarisch: Suhrkamp 1968)
- Frankl, Viktor E., *Man's Search For Meaning* (Rider, 2004)
- van der Kolk, Bessel, *The Body Keeps the Score* (Penguin, 2015); dt.: *Das Trauma in dir* (Ullstein, 2023)
- Levine, Peter A. mit Frederick, Ann, *Waking the Tiger* (North Atlantic Books, 1997); dt.: *Das Erwachen des Tigers* (antiquarisch: Synthesis 1998)
- Menakem, Resmaa, MSW, LICSW, *My Grandmother's Hands* (Central Recovery Press, 2017)
- Porges, Stephen, *The Polyvagal Theory* (W. W. Norton & Company, 2011); dt.: *Die Polyvagal Theorie und die Suche nach Sicherheit* (G. P. Probst, 2023)
- Seligman, Martin, *Flourish* (Nicholas Brealey Publishing, 2011); dt.: *Flourish – Wie Menschen aufblühen* (Kösel, 2012)

QUELLEN

VORWORT: MEINE GESCHICHTE: EINE ACHTERBAHNFAHRT DER GEFÜHLE

»Laut einer aktuellen Umfrage haben unglaubliche 70 Prozent der Erwachsenen in den USA mindestens ein traumatisches Ereignis erlebt.«

National Council for Mental Wellbeing, »How to manage trauma infographic« (Aug. 2022), abgerufen von www.thenationalcouncil.org/resources/ how- to- manage- trauma- 2/.

KAPITEL 2: SO FUNKTIONIERT DAS NERVENSYSTEM

»Wie das Gehirn ein Trauma verarbeitet«

Bremner, J. D., »Traumatic stress: Effects on the brain.« *Dialogues in Clinical Neuroscience* 8.4 (2006): 445– 61.

KAPITEL 3: DAS NERVENSYSTEM REGULIEREN

»Alkohol durchdringt die Blut-Hirn-Schranke«

Mukherjee, S., »Alcoholism and its effects on the central nervous system.« *Current Neurovascular Research* 10.3 (2013): 256– 62; Pervin, Z. and Stephen, J. M., »Effect of alcohol on the central nervous system to develop neurological disorder: Pathophysiological and lifestyle modulation can be potential therapeutic options for alcohol-induced neurotoxication.« *AIMS Neuroscience* 8.3 (2021): 390.

»Dysfunktionale Atemmuster«

Vidotto, L. S., et al., »Dysfunctional breathing: What do we know?.« *Jornal Brasileiro de Pneumologia* 45 (2019): e20170347; Kaniusas, E., et al., »Non-invasive auricular vagus nerve stimulation as a potential treatment for Covid19-originated acute respiratory distress syndrome.« *Frontiers in Physiology* 11 (2020): 890.

»Die bahnbrechende SMILES-Studie hat gezeigt, dass die Ernährung einen erheblichen Einfluss auf die psychische Gesundheit hat.«

Jacka, F. N., et al., »A randomised controlled trial of dietary improvement for adults with major depression (the ›SMILES‹ trial).« *BMC Medicine* 15.23 (2017).

KAPITEL 4: HÖR AUF DEINEN KÖRPER

»Eine medizinische Studie von David Spiegel, dem Leiter des Psychological Research Laboratory an der Stanford University, veranschaulicht diesen Zusammenhang zwischen Körper und Geist auf wunderbare Weise: Demnach lebten Frauen mit Brustkrebs, die an einer Achtsamkeits-Gruppentherapie teilnahmen, länger, hatten weniger Schmerzen und insgesamt eine höhere Lebensqualität.«

Spiegel, D., et al., »Effect of psychosocial treatment on survival of patients with metastatic breast cancer.« *The Lancet* 2.8668 (1989): 888–91.

»Weitere Forschungen haben gezeigt, dass Stress die Abwehrkräfte unseres Körpers gegen Infektionen, Krankheiten und Beschwerden beeinträchtigt, weil sich die Funktion der Blutzellen verändert.«

Littrell, J., »The mind-body connection: Not just a theory anymore.« *Social Work in Health Care* 46.4 (2008): 17–37.

»Studien an Menschen mit Angstzuständen und Depressionen haben auch erhöhte Entzündungsmarker festgestellt, die die Wundheilung des Körpers beeinträchtigen.«

Raison, C. L., Capuron, L. and Miller, A. H., »Cytokines sing the blues: Inflammation and the pathogenesis of depression.« *Trends in Immunology* 27.1 (2006): 24–31.

KAPITEL 6: ERSTE PHASE: EINE SICHERE BASIS SCHAFFEN

»Interessanterweise haben Studien gezeigt, dass bestimmte Berührungen, zum Beispiel das tiefe Berührtsein, wenn der Kopf sanft gehalten wird, die Herzfrequenzvariabilität (HFV) erhöhen und das ventralvagale System aktivieren können.«

Edwards, D. J., et al., »The immediate effect of therapeutic touch and deep touch pressure on range of motion, interoceptive accuracy and heart rate variability: A randomized controlled trial with moderation analysis.« *Frontiers in Integrative Neuroscience* 12 (2018): 41.

»Indem du dich selbst hältst, spürst du deine physischen Grenzen; du nimmst deinen Körper wahr und die Energie, die in seinem Inneren pulsiert.«

Ebd.

»Das Summen erfordert Kontrolle über deine Ein- und Ausatmung und kann als Beruhigungstechnik eingesetzt werden.«

Gerritsen, R. J. S. and Band, G. P. H., »Breath of life: The respiratory vagal stimulation model of contemplative activity.« *Frontiers in Human Neuroscience* 12 (2018): 397;

van der Kolk, B., *The Body Keeps the Score* (Penguin, 2015).

»Glimmer«

Dana, D., *Polyvagal practices: Anchoring the self in safety* (W. W. Norton & Company, 2023).

KAPITEL 8: DRITTE PHASE: NUTZE DEINE SUPERKRAFT

»Rund 33 Prozent der Erwachsenen fühlen sich einsam – mehr als ein Drittel der Weltbevölkerung hat das Gefühl, keine echten menschlichen Bindungen zu haben.«

Statista Research department, »Feeling of loneliness among adults 2021, by country« (29. Nov. 2022), abgerufen von www.statista.com/statistics/1222815/ loneliness- among- adults- by- country/.

DANKSAGUNG

Seit ich denken kann, träume ich davon, Schriftstellerin zu werden und meine Leser in spannende Abenteuer zu entführen. Bereits im zarten Alter von acht Jahren habe ich, ausgestattet mit einer blühenden Fantasie und einem zuverlässigen Stift, mein allererstes »Buch« geschrieben. Man stelle sich eine abenteuerliche Geschichte über eine Entführung durch Außerirdische vor, die sich zu einer unglaublichen Enthüllungsgeschichte entwickelt – es war alles nur ein Traum! Okay, um ehrlich zu sein, es war nicht gerade ein literarisches Meisterwerk, aber jeder fängt mal klein an, oder?

Damals konnte ich mir nicht vorstellen, dass mein bescheidener Traum eines Tages Wirklichkeit werden würde – manchmal muss ich mich immer noch kneifen, um zu glauben, dass er wahr geworden ist!

Wenn ich an die anspruchsvolle Reise zurückdenke, die die Entstehung dieses Buches mit sich brachte, erfüllen mich die ungeahnten Schwierigkeiten und die emotionale Erfüllung, die sie mit sich brachte, mit Demut. Es war ein Zusammenspiel von Wachstum und Erkenntnis, in dem alle Herausforderungen zu einer Sinfonie vereint wurden, die meine kühnsten Träume übertrifft.

In dieser Welt der Worte bin ich allen, die mich unterstützt und zu dieser Reise beigetragen haben, zutiefst dankbar und fühle mich geehrt. Ihre unermüdliche Unterstützung und unsere Zusammenarbeit, über die man unzählige Anekdoten erzählen könnte, haben mich auf meinem Weg stets geleitet und inspiriert.

An Damian, meinen besten Freund, Partner und Ehemann. Du bist mein Fels in der Brandung, mein Cheerleader, mein »erster Leser«, mein Lektor und der Mensch, der mich ermutigt hat, an mich selbst zu glauben. Worte können nicht beschreiben, wie sehr ich dich als Menschen schätze.

An Anne Reilly, die mir geholfen hat, auf Kurs zu bleiben, als die See rauer wurde. Du warst eine großartige Mentorin und Freundin, die ihr Wissen über das Schreiben und Redigieren sowie ihre Zeit und Energie großzügig mit mir geteilt hat, um sicherzustellen, dass dieses Buch die bestmögliche Version seiner selbst ist. Danke, dass du mir geholfen hast, meine innere Stimme zu finden!

Meinen Verlegerinnen Olivia und Sophie, die mir als Debütautorin die Chance gegeben haben, meine Geschichte zu erzählen. Danke, dass ihr mir jeden Schritt in diesem Prozess so angenehm wie möglich gemacht habt.

An meine Lektorinnen Anya und Julia, die mir geholfen haben, all die Fehler zu finden, die ich übersehen hatte. Danke, dass ihr die Unebenheiten geglättet und das Buch zu seinem vollen Potenzial gebracht habt!

Meinen Eltern Kerry und John, die meine Liebe zum Lesen in meiner Kindheit gefördert haben, indem sie ihre eigene Leidenschaft für Bücher mit mir teilten. Danke, dass ihr mich gelehrt habt, daran zu glauben, dass ich alles erreichen kann, was ich mir vornehme. Eure Liebe hat mich zu der Person gemacht, die ich heute bin, und sie wird auch meine Zukunft bestimmen.

Zum Schluss möchte ich dir, liebe Leserin, lieber Leser, meine aufrichtige Dankbarkeit und tiefe Bewunderung aussprechen. Dein unerschütterlicher Mut und dein natürlicher Wunsch, gesund zu werden und die Tiefen deiner inneren Welt zu erforschen, waren für mich eine ständige Quelle der Inspiration. Deine Bereitschaft, dich auf diese transformative Reise zu begeben, in die Komplexität der menschlichen Existenz einzutauchen und dich den damit verbundenen Herausforderungen zu stellen, ist wirklich etwas Besonderes.

Durch dein Interesse und deine Offenheit erfüllt das Geschichtenerzählen seinen eigentlichen Zweck: Es spendet Trost, bringt neue Erkenntnisse und bietet die Möglichkeit zur persönlichen Weiterentwicklung. Es war mir eine Ehre, dieses Abenteuer mit dir zu teilen, und ich freue mich von ganzem Herzen über deinen unerschütterlichen Willen, dich selbst zu entdecken.

REGISTER

T

U

V

Z